ACCESS AND PLANNING OF
MEDICAL INSTITUTIONS

医疗机构的
准入与规划

吴凌放 编著

上海交通大学出版社
SHANGHAI JIAO TONG UNIVERSITY PRESS

内容提要

　　准入和规划是政府干预医疗卫生领域的重要手段。对打算进入医疗市场的投资者和医疗从业者来说，有必要了解当前政府部门医疗准入和规划的规则。本书阐述了为什么要开展医疗准入和规划管理，介绍了目前在我国要举办医疗机构或从事医疗活动，如何申请准入，以及开展卫生规划须考虑哪些因素，以期为拟从事医疗行业的投资者和从业者、从事医疗准入管理的一线工作人员、科研院校的研究人员和学生提供参考和帮助。

图书在版编目(CIP)数据

医疗机构的准入与规划/吴凌放编著. —上海:上海交通大学出版社,2020
ISBN 978-7-313-23171-0

Ⅰ.①医…　Ⅱ.①吴…　Ⅲ.①医药卫生组织机构-市场准入-研究-中国
Ⅳ.①R197

中国版本图书馆 CIP 数据核字(2020)第 063472 号

医疗机构的准入与规划
YILIAO JIGOU DE ZHUNRU YU GUIHUA

编　　著:吴凌放	
出版发行:上海交通大学出版社	地　　址:上海市番禺路 951 号
邮政编码:200030	电　　话:021-64071208
印　　制:江苏凤凰数码印务有限公司	经　　销:全国新华书店
开　　本:880mm×1230mm　1/32	印　　张:4.875
字　　数:104 千字	
版　　次:2020 年 6 月第 1 版	印　　次:2020 年 6 月第 1 次印刷
书　　号:ISBN 978-7-313-23171-0	
定　　价:35.00 元	

版权所有　侵权必究
告读者:如发现本书有印装质量问题请与印刷厂质量科联系
联系电话:025-83657309

前　言

　　市场准入是国家对市场基本的、初始化的干预，是现代国家管理社会政治、经济、文化等各方面事务的一种重要的事前控制手段。市场准入通过行政许可、行政审批的方式得以实现，主要包括政府管理部门进行登记、发放许可证、经营执照等。

　　在市场经济环境下，对市场主体实施许可准入是一把双刃剑。一方面，适当的准入管理，可以有效维护市场秩序，为供方提供资质认证，降低供方进入市场伊始所需要支出的广告成本，一定程度上实现消费者的知情权，保护消费者利益；另一方面，过度的许可准入管理，会导致准入门槛过高，增加企业进入市场的成本，形成进入障碍，限制市场竞争，降低原符合资质的进入企业数量，已进入市场的企业容易有先入优势形成垄断，且其增加的进入成本也需通过收益弥补，进而会使消费者获得商品或服务的可及性降低。这里所说的可及性，既有供方数量上的可及性，也有商品或服务价格上的可及性。

　　医疗行业由于直接关系人们的生命健康，且技术性、专业性强，一般由掌握专业知识的供方，即医疗机构和医生，帮助患者做出诊疗服务和治疗药品的选择,存在明显的供给引导需求,供方有主导市场的绝对力量。因此,加强医疗服务的准入与监管是世界各国的通行做法。

在一些国家和地区,还把符合规划作为医疗服务设施和技术准入的前置条件。设置许可准入,限制的是条件和标准。若以符合规划为前置条件,则其限制的还有数量和布局。把符合规划作为准入的前提,最主要的理论依据是——医疗存在着供给引导需求,如果对医疗资源不予以数量限制,市场供给远大于实际需求,将会诱导不必要的医疗需求,不仅造成浪费,还会损害患方的权益。

本书分析了为什么要开展医疗准入和规划,如何申请准入,以及开展卫生规划的一些基础的技术性问题,主要面向拟从事医疗行业的投资者和从业者、从事医疗准入管理的一线工作人员、科研院校的研究人员和学生。

全书分为理论篇和实务篇两大部分,共十一章。

第一章至第六章为理论篇,从经济理论出发,阐述了为什么需要对医疗卫生服务实施准入管理以及卫生规划的作用和方法。

第一章医疗市场与市场失灵,总结了当前医疗卫生领域政府主导派和市场主导派的主要观点。医疗卫生领域具有明显的市场失灵的特点,但这似乎不能成为政府主导医疗卫生市场的理由,现实中较多市场都存在市场失灵。只是医疗卫生关系百姓的健康福祉,其市场失灵导致的后果有可能直接损害患者乃至民众的健康权益,且结果不可逆,因此需要政府干预,这也是政府实施事先干预——市场准入的理由。

　　第二章分析了怎么干预，即政府干预的手段和方法问题。政府治理是比政府管制含义更广的一个概念。当前，我国政府对医疗卫生治理方式的改革面临着双重任务：一是要逐步放松或取消不合理的政府管制方式；二是要对政府干预的方式和机制进行重新筛选与组合，进而重构政府干预模式。政府干预医疗卫生的手段有：组织基本医疗卫生服务的供给；健全医疗保障制度；开展规划引导；建立许可准入制度；发挥法规、标准、监管及经济政策的调控作用；发挥社会组织作用等。法律、法规、规章是政府干预医疗卫生的法律依据。

　　医疗卫生领域的审批准入，是本书重点阐述的内容。在前两章基础理论分析的基础上，第三章切入这一主题。市场准入是国家对市场基本的、初始化的干预，市场准入通过行政许可、行政审批的方式得以实现，其本质上是一种管制行为，因此干预程度的把握十分重要。把握得当，将有力地维护民众的健康权益；反之，则会降低医疗卫生服务的可及性。本章列举了美国、德国、日本等市场经济已较为成熟的国家对医疗卫生准入的一些做法，具有借鉴意义。

　　第四章阐述了改革开放以来我国医疗准入制度建立与完善的过程。近年来，医疗领域深化行政审批制度改革，取消了部分审批项目，并简化了部分审批程序。同时，针对互联网医院等新的业态，通过完善制度设计，弥补准入空白点。

　　卫生规划是与医疗卫生准入直接关联的一项内容，卫生规划的科学性直接关系到医疗卫生准入的合理性，同时对于医疗卫生事业的发展具有重要的引领和引导作用。第五章从规划与准入的关系入手,分析了卫生规划的意义,并介绍了区域卫生规划这一综合性卫生资源规划的主要内容和其制定、实施过程中需注意的关键点。

第六章介绍了10多种卫生资源配置标准设定的常用方法和医疗卫生资源布局规划的4种常用方法。技术方法的使用可较大程度提高卫生规划的科学性,但这些方法各有优缺点,需视不同情况综合运用。

第七章至第十一章为实务篇。其中前四章主要介绍了目前在我国要举办医疗机构或从事医疗活动,如何申请准入。将涉及医疗的主要准入项目归纳为医疗机构准入、医务人员准入、医用设备准入和医疗技术准入四个方面。根据法律规范,提炼共性要求,以期为拟进入医疗行业者和新进入医疗行政审批一线的工作人员提供指引。第十一章则列举了在进行卫生规划过程中,开展医疗资源测算的具体案例,方便读者理解。

目　录

理论篇

实务篇

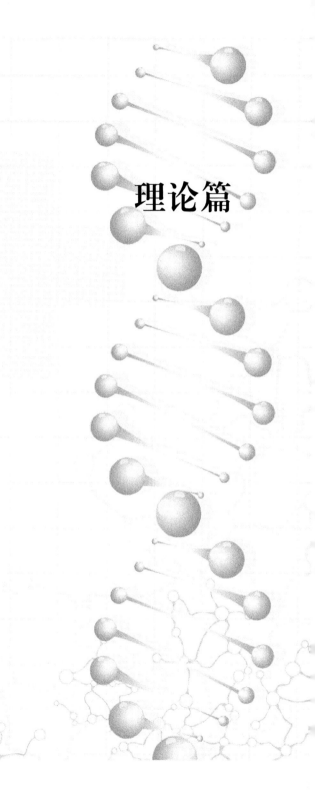

理论篇

第一章 医疗市场与市场失灵

准入与规划是政府对医疗卫生领域进行干预的重要手段。在具体阐述准入和规划之前，有必要先了解政府为什么要干预医疗卫生市场，即政府干预医疗卫生领域的理论出发点。

一、关于医疗领域"政府主导"的主张

一直以来，理论界对医疗卫生改革存在着政府主导还是市场主导的争论。主张政府主导的一方认为，就医疗卫生而言，谈市场是不合适的，同时医疗卫生也不能成为商品，其主要的立论依据在于医疗领域的市场失灵。

（一）医疗卫生领域存在大量公共品

医疗卫生服务中，公共卫生服务有很强的非排他性（如健康宣教）和正外部性（如预防接种）。传染病诊治等基本医疗服务，可以防止传染病的进一步扩散，而使患者以外的其他人受益。

市场的重要缺陷是不能提供公共品和保障公平，公共产品或公共服务由基于竞争性市场的私人组织生产会导致投入不足，除

非政府进行补贴或由政府介入、组织生产。

(二) 信息不对称和诱导需求

医疗卫生领域的专业性、技术性、不确定性极强,医疗机构和医生拥有信息优势,而患者处于信息弱势,患者的医疗卫生需求很大程度上取决于医生的建议。

在其他商品市场上,由于信息可获得性的对等,使得买卖双方可以通过讨价还价达成利益的均衡,而在医疗卫生领域,尤其在医疗服务中,掌握专业技术的医生控制了整个诊疗过程的进行,因此处于信息弱势的患者想与医生讨价还价几乎不可能,通常患者也不会与医生进行讨价还价。医生既提供诊断治疗服务,又在很大程度上代理患者决定是否消费这种服务及相关用药。医生这种集买方卖方于一体的代理角色,使得医疗费用的控制变得困难。医疗卫生服务信息不对称的情况造成了特殊的供给引导需求的现象。

(三) 垄断竞争

由于患者之间存在个体差异,疾病无法标准化,以及治疗结果的不确定性,使得医疗产品存在非同质性,即每个医生提供的医疗服务和其他医生都有差别,有时即使同一治疗方案对不同病患也可能产生不同效果。患者对诊疗的需求会受到医生基于其自身的认知所提出的建议的影响,同时,患者和保险机构较难评估医生的建议是否有用。信息的不对称和产品的异质性给医生带来了主导市场的力量,使医疗市场最接近于垄断竞争市场。

(四) 重视社会效益

健康是人类生存和发展的最基本的条件,医疗卫生服务的重要性在于,它直接关系到人的健康、家庭幸福与社会福祉。一个运行良好的医疗卫生系统将有助于实现公平、社会稳定并促进经济增长。倘若单纯遵循供需规律,医疗资源势必向城市较高消费能力区域集聚,农村和经济欠发达地区将缺少资源,因此需要政府干预。在全球范围,大多数医疗卫生机构都不以利润最大化为唯一目标,而以实现社会职能、实现社会效益最大化为主要目标或目标之一。非营利性机构是医疗卫生机构的主体。

主张政府主导的学者认为,政府对医疗卫生事业的发展应当承担不可推卸的公共责任。确实,在许多国家,医疗卫生事业均是社会福利性事业或公益性事业。

二、关于医疗领域"市场主导"的主张

对于医疗领域应该由政府主导的观点,主张市场主导的学者予以反驳,认为前者忽视了两点:一是现实状态中的所有市场都存在一定程度的市场失灵,医疗市场和其他不完全竞争市场没有本质上的差别;二是政府也存在失灵。

(一) 有交易、有买卖,就有市场

完全竞争市场只是经济学研究的一个假设范式,其描述的状态:一是市场上有足够多数量的买者和卖者,个人行为不会对市场及价格产生影响,不存在合谋;二是产品是无差别的,同质的;三

是进入和退出一个行业完全是自由的,资源是自由流动的;四是信息充分并完全对称,生产者和消费者都能及时获取市场的全部信息。

而事实上,完全竞争市场在现实中从未出现,我们面临的所有市场几乎都是不完全竞争市场,都存在一定的市场机制失灵,即经济活动中不存在无限的供给和需求;消费者和生产者进入市场受到空间、政策、技术、成本等各种限制;产品是有差别的,虽然存在可替代性,但在本质上存在异质性;市场的信息不充分且普遍存在不对称情形,信息搜寻成本是造成这一障碍的原因之一。医疗卫生市场如此,其他市场也是如此。因此,如果说医疗领域市场机制失灵就要政府主导的话,那么其他很多领域都需要政府主导。

(二) 政府也存在失灵

政府失灵最典型的表现是公共决策失误和寻租行为。政府对经济生活干预的基本手段是制定和实施公共政策。公共政策的制定过程实际上是一个涉及面很广、错综复杂的过程,而正确的决策必须以充分可靠的信息为依据。由于信息分散在无数微观个体行为者中,政府很难全面掌握,加之现代市场经济活动的复杂性和多变性增加了政府对信息分析处理的难度,很容易导致政府决策的失误。政策在实施和执行的过程中,也需要有相应的条件,如必要的政策资源、正确的执行策略、合格的执行者、有效的沟通、正确的协调、有效的监督等,这些因素中的任何一方面出了问题,都有可能导致政策失效。

如同消费者和生产者追求自身利益最大化一样,政府部门及官员也是追求自身利益最大化的经济人。例如，获取更大的权利和更高的威望，争取本部门预算和规模的最大化，减轻工作负担，获得更多的报酬，等等。如果政府干预市场的权力过大，寻租的概率也会更高，就会破坏公平的竞争秩序，导致整个经济效率、政府效率和社会福利损失，最终导致政府失灵。

三、发挥政府和市场的双重作用——以我国医疗卫生事业的发展为例

市场从本质上讲是交换场所及其交换关系的总和，它在配置资源时的作用特点就是自发性和趋利避害。讨论政府与市场的关系，首先是政府要不要管理市场的问题。这已经是常识性问题，毋庸置疑，在所有的社会经济场合都存在着一定形式的政府管理或干预市场现象。其次是政府如何管理市场的问题。这衍生出管理工具运用的命题，这才是关键。因为管理工具使用的种类、形式、方式和力度对调控市场有不同的效果。因此，在市场和政府的关系中，市场对资源配置起着决定性作用，而政府是管理主体，要有所不为，遵循市场规律，让市场自发配置资源。然而在一些情况下，政府要有所为，发挥理性能动作用，弥补市场失灵。

在我国计划经济体制时期，医疗卫生资源的配置由政府绝对主导。医疗卫生机构绝大多数为政府或集体创办。政府统筹规划建设医疗卫生机构，统筹安排医疗服务对象，并且统一规定医疗服务的范围、标准和价格。这样的制度安排，在当时整体经济水平低下的情况下，使群众享受到了相对平等的基本医疗服务，但弊端

是,医疗卫生机构和医务人员对服务缺乏积极性,医疗服务和技术水平总体偏低。

20世纪80年代,随着经济社会整体改革的推进,医疗卫生领域实施了以"放权让利"为主要内容的市场化改革。全国医疗卫生机构普遍实行了多种形式的责任制,包括医院院长负责制、科室承包、定额包干、经济核算、多劳多得的分配制度等。政府财政对公立医疗机构的投入大幅度降低,鼓励医院通过创收增加业务收入。全国范围,财政投入占公立医院院均总收入的比重从1980年的23.87%降至1987年的10.18%。"放权让利"改革有针对性地解决了当时医疗卫生服务供给不足的问题,调动了医疗机构和医务人员的积极性,医疗机构数量大幅增加。但由于在放权的同时,没有建立起相对应的监督和筹资体制,弱化了政府的投入责任,使公立医院产生趋利动机。医疗机构在经济利益的驱动下,资源越来越往经济相对发达的城市地区集中,导致了医疗资源在区域间、城乡间的差距不断扩大,城乡之间人均医疗费用在20世纪80年代相差3倍,到90年代已扩大为5倍。医疗卫生领域的主要矛盾从供给不足转为公平性不足,群众对"看病难、看病贵"反映强烈。在《2000年世界卫生报告》对世界卫生组织(WHO)成员国医疗卫生系统公平性排名中,中国排在第188位,在全部191个国家中排在倒数第4位。

在资源配置方式中,市场机制是最有效率的。然而,市场不是万能的,市场机制存在自身的缺陷,这就是政府干预市场的理由。政府干预经济会出现干预失灵。随着人们生活水平的提高,人们对自身健康状况更加关注,医疗卫生服务需求也越来越高,我国医疗卫生服务的市场地位原来是以福利为主,现在正向着福利与非福利并存,甚至在部分领域以非福利市场为主的经济市场转变。

片面强调医疗卫生服务的福利性,强化政府的行政干预;或者片面强调市场的自发性,单方面推行市场化运转,两者都不利于医疗卫生服务市场发展。理想的政府干预应该是在健全医疗卫生服务相关法律规范的基础上,引入市场机制,利用市场规则,规范医疗卫生服务市场运行,从而发挥政府和市场的双重作用。

政府应该发挥哪些作用?党的十八届三中全会通过了《关于全面深化改革若干重大问题的决定》(以下简称《决定》)。习近平总书记在对《决定》做说明时,强调了政府的职责和作用,"保持宏观经济稳定,加强和优化公共服务,保障公平竞争,加强市场监督,维护市场秩序。推动可持续发展,促进共同富裕,弥补市场失灵"。进一步说,"更好发挥政府作用,不是要更多发挥政府作用,而是要在保证市场发挥决定性作用的前提下,管好那些市场管不了或管不好的事情"。市场与政府各自具有不同的作用,市场对资源配置起决定性作用,政府对弥补市场不足和维护市场秩序起作用。对医疗卫生领域来说也是如此。

第二章 医疗卫生领域的政府治理

政府治理是比政府管制含义更广的一个概念。扩大到治理的范畴,政府干预医疗卫生的手段,包括规划引导、许可准入,同时又不限于此,还包括其他方面。

一、管制与治理

党的十八届三中全会提出,全面深化改革的总目标是完善和发展中国特色社会主义制度,推进国家治理体系和治理能力现代化。推进医药卫生治理体系和治理能力现代化是其中的重要内容,也是必然要求。曾经有一度,在我国主流的卫生管理学和卫生经济学领域,提及政府在医疗卫生领域的作用和功能,较多使用的词汇是"管制"或"规制"。治理与管制,看似含义相近,实则有较大不同。

(一) 什么是管制

部分卫生管理学和卫生经济学者提出"管制"或"规制"的理由是:由于医疗卫生领域的市场失灵,需要政府予以相应的制度安排以弥补市场失灵,因此需要管制或规制。

在管制经济学中,经济学家对管制的解释比较多地采用狭义的解释,即特指政府对微观经济活动的直接规范和控制。卡恩(A. E. Kahn)在对公用事业管制研究的基础上,指出管制"作为一种基本的制度安排,是为了维护良好的经济绩效,其实质是政府命令对竞争的取代",是"对该种产业的结构及其经济绩效的主要方面的直接政府规定,如进入控制、价格决定、服务条件及质量的规定以及在合理条件下服务所有客户时应尽的义务的规定"。

按照《新帕尔格雷夫经济学大辞典》的定义,管制是指"国家以经济管理的名义进行干预"。日本学者金哲良雄从最为广泛的意义上解释了管制,他指出,管制是指在市场经济体制下,以矫正和改善市场机制内在问题为目的,政府干预和干涉经济主体(特别是企业)活动的行为。也就是说,政府管制政策包括了市场经济条件下政府几乎所有的旨在克服广义市场失灵现象的法律制度及以法律为基础的对微观经济活动进行某种干预、限制或约束的行为。我国学者余晖认为,管制是指政府的许多行政机构,以治理市场失灵为己任,以法律为根据,以大量颁布法律、法规、规章、命令及裁决为手段,对微观经济主体(主要是企业)的不完全、不公正市场交易行为进行的直接控制或干预。

(二) 什么是治理

"治理"是一个古老的词语,中国历代都讲治理,并且积累了大量国家治理的智慧和经验。现代政治学和行政学等研究将"治理"拓展为一个内容丰富、包容性很强的概念,重点是强调多元主体管理,民主、参与式、互动式管理,而不是单一主体管理。

国际上,在公共管理领域,治理的概念是20世纪90年代在全球范围逐步兴起的。在治理的各种定义中,全球治理委员会(Commission on Global Governance)的表述具有很大的代表性和权威性。该委员会于1995年对治理作出如下界定:治理是或公或私的个人和机构经营管理相同事务的诸多方式的总和。它是使相互冲突或不同的利益得以调和并且采取联合行动的持续的过程。它包括有权迫使人们服从的正式机构和规章制度,以及种种非正式安排。而凡此种种均由人民和机构或者同意,或者认为符合他们的利益而授予其权力。它具有四个特征:治理不是一套规则条例,也不是一种活动,而是一个过程;治理的建立不以支配为基础,而以调和为基础;治理同时涉及公、私部门;治理并不意味着一种正式制度,但确实有赖于持续的相互作用。

(三) 治理与管制的差异

治理与管制,看似含义相近,仔细分析,两者之间存在着实质性的差异。

(1) 角度不同。治理从综合的角度,以目标为导向,既包括发挥市场机制作用,也包括更好地发挥政府作用,其核心是政府和市场的优势互补和协同联动;管制从单一的角度,强调行为,强调对市场行为主体的约束,从而弥补市场失灵。

(2) 实施主体不同。治理讲究的是多个主体的协同,是政治国家与公民社会的合作、政府与非政府组织的合作、公共机构与私人机构的合作;管制的实施主体主要是政府及政府委托的机构。

（3）采取的策略不同。管制是"替代"市场的制度安排，治理是"矫正"市场的制度安排。后者承认市场对资源的有效配置，并采取优化资源市场配置机制的策略；而前者部分否定了市场对资源的有效配置，并采取取缔资源市场配置机制的策略。

二、政府干预医疗卫生的主要手段

市场经济体现的是市场机制与政府干预的有机结合。政府干预不等于政府的全面控制，市场化也不等于完全放任自流。

与发达市场经济国家相比，我国的改革是从计划经济体制向社会主义市场经济体制的转型。我国 20 世纪 80 年代以来的医疗市场化改革与政府管制放松之所以带来诸多问题，是因为在这个过程中，一些应该放松的政府管制方式并没有真正得到放松，而一些应该强化的政府管制方式却又没有得到强化。虽然市场机制被引入资源配置的过程中，但另一方面，计划经济体制时期的医疗卫生管理体制仍未根本改变，导致政府"越位"与"缺位"并存。

"越位"体现在：公立医疗机构的投资人和所有人仍然是政府。政府集医疗机构规划权、财产所有权、人事任免权、行政管理权、监督权和部分经营权于一身，既履行对医疗服务的规划、调控和监管职能，又作为医疗机构所有人参与机构的经营活动，诱发诸多问题。尽管各公立医疗机构之间也存在一定的市场竞争，但由于这些公立医疗机构均为政府举办，在实际运行中容易达成垄断市场中的"共谋"。

　　"缺位"体现在：政府对公立医疗机构管办不分，使政府卫生行政部门的工作重点不是监督医疗机构的行为，而是如何维持机构运作。政府提供了原应由市场配置的资源和服务，使有限的医疗卫生资源配置发生扭曲，政府的资金更多地投入到了城市大医院，而不是主要用于公共卫生、基本医疗、农村和城市社区卫生服务。另外，计划经济时期的卫生法规无法跟上市场化后的监管要求，导致政府监管缺位。

　　我国政府对医疗卫生治理方式的改革实际上面临着双重任务：一是要逐步放松或取消不合理的政府管制方式；二是要对政府干预的方式和机制进行重新筛选与组合，进而重构政府干预模式。

　　在世界范围内，医疗卫生领域，"政府"还是"市场"早已没有争议，区别主要在于市场比例和政府比例多少的问题。一般来说，健康服务领域中既有公共产品，如基本公共卫生服务，又有准公共产品，如基本医疗服务，也有私人产品，如大部分个性化的、差异化的健康服务和产品等。相对应的，从公共品、准公共品到私人产品，政府的作用越来越弱，市场的作用越来越强。公共品领域，市场失灵，一般通过政府直接举办机构予以提供；准公共品，政府可通过直接举办的形式提供，就像英国、瑞典等国的做法，也可重点补贴供方或弱势群体，从而更多地发挥市场机制作用，如德国的做法；而私人产品，则市场机制发挥决定性作用（见表 2.1）。但无论哪一类，政府都要承担一定职能以弥补市场失灵，包括规划、准入、制定标准、监管，以及部分价格的控制等。

表 2.1 医疗卫生领域不同类型的服务及其产品属性分类

产品属性		交　换　方　式
供给面	需求面	
公共产品	基本需求	政府通过直接举办的方式提供,或向非营利性医疗卫生机构购买、向居民分配。如基本公共卫生服务等
准公共产品	基本需求	政府通过直接举办的形式提供,居民分担一部分自负费用,或由非营利性医疗机构提供,居民自行购买,政府向供方、弱势群体提供补贴,按市场原则交换。如部分预防保健、基本医疗等
私人产品	基本需求	非营利性医疗机构提供,居民自行购买,政府向弱势群体提供补贴,按市场原则交换。如部分医疗服务、健康管理等
私人产品	非基本需求	营利性医疗机构提供,居民独立购买,按市场原则交换。如高端医疗、个性化的医疗保健服务等

如前文所述,政府治理是比政府管制含义更广的一个概念,扩大到治理的范畴,则政府干预医疗卫生可以包括以下手段。

(一) 组织基本医疗卫生服务供给

即通过直接组织生产或购买服务的方式提供基本卫生服务。通过强制组织、增加投入和使用公共财政的方式来改善公共卫生状况,实现公共卫生资源和基本医疗卫生服务均等化和均衡化。公共卫生资源和基本医疗卫生服务具有公共品和准公共品的性质,应该消除区域差距、城乡差距、阶层差距和个人差距,使全民平等享有。政府组织供给采取的方式,一是举办公立医疗卫生机构提供基本服务,公立机构运行上主要由政府投入和基本医疗保险给予保障;二是对符合资质的社会办医疗卫生机构也可予以一定标准的投入并加强考核,来购买基本服务。

(二) 健全医疗保障制度

包括完善基本医疗保障体系,实现基本医疗保障制度对居民的全覆盖;健全基本医疗保险管理,通过完善支付方式的改革,调控医患双方行为。

在建有医疗保险的区域,医疗保险的支付往往可以成为调控医患双方行为的重要手段。在我国,这一职能主要是由各级政府的医疗保险管理部门承担。在其他国家和地区,也有由社会组织,甚至商业机构承担这一职能的情况。例如,在德国,由上千个作为独立公共法人的疾病基金运营社会医疗保险,政府主要是建立社会医疗保险征收和运营的基本制度;在美国,政府主要通过Medicare 和 Medicaid 两大计划对 65 岁以上长者、低收入者和残疾人士予以基本医疗保障,其余民众的医疗保障则都通过商业医疗保险公司运营,保险公司从病人和医生两个方面对治疗过程进行控制,控制医疗费用,从而获得利润。

(三) 开展规划引导

通过制定医疗卫生发展中长期规划、区域规划和大型医用设备、特定医疗技术等专项规划,引导医疗卫生资源的合理配置和使用。合理规划医疗卫生服务体系的地域布局以及医疗服务体系的机构层级,保障公众及时便捷地获得医疗卫生服务,通过规划建立多层次服务体系,更好地满足社会成员的需求。

(四) 建立许可准入制度

直接准入管制,主要表现为利用行政手段直接控制医疗服务市场的投资、医疗机构的设立和医务人员的执业活动。直接准入管制的工具主要是行政许可、审批等措施,限制或禁止生产具有负外部性产品的企业进入市场,或直接关闭和勒令造成污染与安全问题的企业退出市场。例如,政府只允许特定资质的机构、人员提供医疗卫生服务,直接控制医疗机构和医务人员的进入数量;禁止有害药品和临床疗效有待验证的医疗技术手段的使用等。

间接准入干预,主要是通过医疗服务质量标准、技术标准、设备与设施利用标准、医院与医生资格标准、执业规则和行为规范等法律和制度,形成对医疗市场竞争秩序和医疗服务质量的间接控制,包括医务人员技术任职资格和医疗机构资格认证制度;医疗技术和医疗设备使用标准与利用审查制度;医疗服务行为规范和执业规则制度;医疗质量评估、认定和分类管理制度等。间接准入干预可由政府部门或政府部门委托的组织实施,在第三方组织比较发达的国家和地区,也有由医学会、医师学会等行业组织以及由权威的非营利性组织实施的情况,作为行业自治和自律机制的组成部分。

间接准入与直接准入的区别在于,直接准入是事前准入,不经政府部门或政府部门委托的机构许可,不可开展相应活动;间接准入可以是事后的,仅通过法律法规或行业规范明确资质要求,通过加强监管对市场主体符合资质情况予以约束。

(五) 发挥法规、标准、监管及经济政策的调控作用

从价格规制、信息披露、质量监督、患者权益保障等方面着手，构建适应市场经济特点的现代医疗卫生行业政府规制框架，营造一个规范、公平的市场环境。例如，加强信息披露，改善医患双方的信息不对称问题；完善各项规范和标准，严格监督执法；以财政、税收、价格、医保支付等经济政策为主要手段，加强经济政策与社会政策的协调配合，等等。

(六) 发挥社会组织的作用

国际经验表明，政府和社会组织有效协同，有利于提高整个医疗卫生服务体系的运行绩效。在发达国家和地区，社会组织在医疗卫生领域的作用主要体现在以下五个方面。

(1) 对卫生人力队伍的行业管理。如在加拿大，医生主要由独立的医师协会来管理，医师协会具有认证、教育调查、纪律处分、质量担保、处理与患者的关系等多项功能。

(2) 对医疗卫生机构的社会评价。美国医疗机构评审联合委员会其及下属分支机构国际部、澳大利亚的卫生保健服务标准理事会等都是较权威的医院管理服务评价机构。

(3) 对医疗服务质量监管。如美国的质量促进组织作为独立的非营利性组织负责对医疗服务提供者的服务与费用进行核查，并定期对服务质量和绩效进行评价。

(4) 对区域医疗资源进行分配。这类组织较少，但近期英国

发展的全科医师联盟有类似功能,全科医师联盟性质类似于全科医生组成的非营利性社会组织,具有自治性质,由当地的全科医生主导,全科医生、护士及其他相关专业人士组成,负责当地医疗卫生服务的规划、资源配置、服务委托购买、服务提供及支付,其准入和管理则由英国国家医疗服务体系委托服务理事会承担。

(5)对公共卫生服务的管理与促进。如美国的公共卫生协会、工业卫生协会就具备相应领域的服务促进的职能。

法律、法规、规章是政府干预医疗卫生的法律依据。政府医疗卫生管理机构根据医疗卫生法律规范,或通过颁布新的医疗卫生法律规范,对医疗服务提供者的医疗服务活动进行规范、限制和干预。

第三章　医疗市场准入

市场准入通过行政许可、行政审批的方式得以实现,其本质上是一种管制行为,因此干预程度的把握十分重要。把握得当,将有力地维护民众的健康权益;反之,则会降低医疗卫生服务的可及性。

一、市场准入的概念

目前常用的关于市场准入的概念有以下两类。

一是从国际经济的角度解释,强调的是某国家或地区的经济市场对其他国家或地区的商品、服务、投资的开放程序,包括是否进行限制,以及限制的方式、规模、程度等,接近于"市场开放"的概念。扩大市场准入范围,指的是开放更多的市场投资领域。

二是从政府行政管理方面来进行解析,是政府建立、审查和确认市场主体资格的一种方式。这个方式包含很多内容,如怎样才能够获得主体资格,成为市场主体需要具备哪些条件等。它是以相关的法律法规为依据进行审查,企业、个人遵守市场条件后才能够获取相应的进入资格,然后按照程序进行审批和登记。市场准入得以实现的主要方式,是通过政府管理部门进行登记、发放许可证、经营执照等。

在医疗卫生机构日常运营和政府部门日常管理中,谈及医疗市场的准入,一般指第二种概念。前文中在"政府干预医疗卫生的主要手段"部分中讲到的"直接许可准入管制",以及本书后文中凡是提及的"市场准入"也都指第二种概念,指的是行政许可、行政审批。

市场准入制度是国家对市场基本的、初始化的干预,从政府行政管理的角度,市场准入强调政府对市场主体进入某一领域、地域市场的行政许可管理。一般法律对于公民的自然的能力和权利予以普遍的承认,而对自然人特别的权利以及法人的权利,特别是从事经济经营能力,往往需要通过一个特殊的程序,如行政机关的登记和许可才能予以承认。

二、医疗市场准入

在一般商品市场中,无论是消费者对无产地、无生产日期、未标明组成成分的"三无"产品,还是投资者或者其他合作伙伴对无办公地点、无营业执照的"皮包"公司,都不会产生交易的需求,随着交易一方接受直接准入管制或间接准入干预的程度不断提高,交易需求会逐渐增加。企业或个人取得有关政府部门或权威组织审批、认可的证件越多,交易另一方对其的信赖感会越强,交易需求会随许可准入管制程度的提高而增加,但增加速度呈递减趋势。换句话说,在一般商品市场中,企业或个人为接受许可准入管制的支出具有边际报酬递减的趋势。

联系到医疗卫生领域,医疗市场准入制度(包括直接准入和间接准入)对医疗服务信息和信誉的建立以及医疗服务质量的提高都具有积极作用,在很大程度上可以解决患者所关心的医疗信息不对称问题。但是,过度的准入限制也会给市场主体增加不必要的运行成本,形成进入障碍。

在医疗市场中,医疗服务质量标准、技术标准、设备与设施利用标准、医院与医生资格标准、执业规则和行为规范等法律法规和制度,是针对进入医疗市场的机构和人员及其服务活动而设置的一个最低标准和要求。在没有准入制度的情况下,因为大众或患者对医疗服务提供者的了解较少,对后者信赖度无法建立,服务提供者也会鱼龙混杂,有一些违法乱纪的机构会趁机进入。而随着准入管理程度的提高,准入管理中的各种标准和要求为大众提供了关于服务提供者的公开信息,增加了大众对符合准入条件的服务提供者的信赖,服务提供者的信誉也会随之提升。

在医疗市场中,患者对医疗机构和医生的信赖感也会随着直接或间接准入标准的提高而具有边际效用递减的趋向。准入实施机构或组织对医疗机构或医生的资质、资格及其服务质量要求越高,对其行为的要求越规范、越严格,就意味着这些相关医院及其医务人员的医疗技术和医疗质量越高,患者对他们的信赖程度也会相应越高,但这种信赖程度增加的幅度越来越小。可以假定,通过严格准入程序的医院或医生,实力一般较强,所提供医疗服务的质量通常比较高。然而,许可准入设定的条件越高,医院和医生所需的投资支出会加大,投资成本增加。并且,质量的提高会伴随着成本的不断提高。相应的,价格也会越高,这将使医疗消费需求减少,降低医疗服务的可及性。

在不存在进入准入的情况下,医院或医生必须依靠自身努力去建立其基本信誉。在这个过程中,假定政府准入行为具有一定的规模效应,那么相对于准入许可而言,医院或医生采取广告等手段推销其服务时,费用较高。同时,由于刚刚进入市场,其服务还没有得到患者的认可和接受,服务需求量尚难以达到规模要求,这时候平均总成本水平较高。此外,由于正处于建立基本信誉的过程中,患者一般会对其服务持谨慎观望态度,有关消费需求会因其价格变动而发生大的变化,医疗需求的价格弹性很大。假定长期竞争达到均衡,经济利润为零,这时,服务成本较高,服务供给(需求量)较低。

实行许可准入之后,如果准入条件是适度的,可以迅速提高患者对被准入医院或医生的信任度,很快会使服务需求增加,形成规模,单位成本下降。相应的,服务价格也会降低。这是因为许可准入管理不仅强制性地使医院或医生的服务信息标准化,推动其建立了基本信誉,提高了其服务的总需求,而且,减少了其不必要的广告费用支出,为医疗服务提供了便利。这时候,许可准入不仅不是一种进入壁垒,反而是推动医院和医生进入市场的一种力量。

然而,当许可准入管制过度时,管制将大大增加医疗服务的成本,准入成本在医疗服务成本中也将占有较大的比重,造成被管制医院或医生服务的平均总成本大幅度上升,医疗价格也会相应大幅上升。这时候,准入管制对医疗市场发展起了阻碍作用。

准入管制主要从两个方面影响医疗服务市场。

一是医院或医生遵循准入管制所发生的成本,必然会使医疗服务平均总成本水平提高。这些成本包括:为了达到政府规定的最低注册资本金水平,医院进行投资所要承担的资金成本,医生在进入医疗市场之前为通过规定的资格考试所付出的时间和相关教育培训成本,为通过政府部门的审查而进行的技术投入成本和支付的检测费用等。

二是准入管制替代了医疗机构基本信誉的建立过程,具有类似广告的功能。事实上,医院或医生在做广告时,往往也会把自己的资金实力、服务质量和服务环境条件标准作为显示自身形象的重要内容。一个医院或医生能够通过一个有公信力的政府机构或第三方的审查,得到进入医疗市场的基本资格,这也是这个医院或医生能够在现实中从事医疗服务活动的前提。可以假定,在一定范围内,政府部门设立的进入条件越严格,患者会认为由此建立起来的被管制医院或医生的实力或者服务的可靠性越强,这在一定程度上会促进医院或医生的医疗服务活动。

由此演绎出的结论是:价格需求弹性较小的医疗服务产品需要较高的间接准入管制水平;价格需求弹性较大的医疗服务产品需要较低的准入管制水平;价格需求弹性相对适中的医疗服务产品需要适度的准入管制水平。但总体而言,医疗服务的价格弹性是比较小的,所以应设置较高的许可准入管制水平。

综上,可以得出以下观点:政府部门在确定医疗服务的进入门槛时,必须综合考虑医疗服务的基本技术要求和消费者承受能力的最低"质量——价格"组合要求。追求高标准、大规模要求的严格准入管制会严重阻碍一部分患者医疗需求的可及性,特别是对于低收入群体来说,盲目建立大医院,采用高新医疗技术,会使得他们无力承受高管制成本带来的较高医疗服务价格。因此,在设立准入标准的过程中,不能盲目追求技术规模,而应尽量降低一些适宜医疗服务的进入门槛,这对于满足广大患者的医疗需求具有十分重要的意义。经验表明,大量小规模的门诊诊所和社区医院可以向患者提供最便宜、质量最高的服务,可以提供符合患者意愿和支付能力的"成本——质量"组合。

在设立准入门槛时,政府部门不是唯一可以发挥作用的机构。医疗技术规范、医务人员执业规则、医疗服务质量体系等标准与要求的建立工作也可以由社会机构,如医师协会、医学会、医疗保健组织等来完成。尤其是在社会信用体系发达的情况下,这部分间接的许可准入机制可以交给社会组织来完成。但在社会信用体系欠发达的时候,由于整个社会信用程度不高,第三方组织欠规范、不发达,而政府管理部门以国家信用为基础,能够比社会机构更好地发挥间接许可准入的信誉替代作用。

三、其他国家和地区对医疗机构的准入

许多发达国家和地区的医疗市场准入都体现了宽严并济的精神,即在区域规划的限制方面从宽,在医疗机构及其医务人员的执业资格审查上严格把关。许多国家和地区都主要通过加强医生执业准入条件、医疗机构质量认证制度、医生执业保险等相关制度间接地规制医疗行为以及医疗质量。

（一）美国

美国对医疗机构市场准入实行双轨认证制度，即州政府对医疗机构的准入认证与行业组织对医疗机构准入的认证制度。美国政府原则上只审查医疗机构办医资质的合法性，只要符合行医者执业资格和办医标准，即可进入医疗服务领域。开办医疗机构方面，美国联邦政府把权力下放到各州政府，由各州政府制定标准，严格限制和监督执照的发放。开业医院必须通过州政府制定的检查验收标准才能进入 Medicare 和 Medicaid 的支付体系。以疗养院为例，美国疗养院的管制在联邦一级主要由向健康和人权服务部以及国会负责的国家医疗保险和救助服务中心负责，由其设定疗养院的准入条件，只有当疗养院满足了该机构设定的准入条件时，该疗养院才有资格参加国家医疗保险和救助项目，再由州许可证发放机构发放许可证。通常情况下，许可证发放机构主要负责检查疗养院进入市场后，对国家医疗保险和救助服务中心的相关条件的遵守情况，并定期反馈检查结果，而且通常调查不会事先通知，随时进行。对检查不符合条件的疗养院，由州许可证发放机构与国家医疗保险和救助服务中心联合处理，共同负责对其采取强制措施，例如罚款、吊销许可等。

美国的非政府组织在医疗机构的准入中发挥着非常重要的作用。美国非政府组织非常发达，相关机构达 25 家以上，例如，医疗机构认证联合委员会、美国医学会、医院协会等。其中，医疗机构认证联合委员会是美国最为权威的非政府医疗管理机构，其主要职能是对医院进行认证，且其认证被联邦政府和州政府大量采用。另外，美国医学会和医院协会也是非常重要的非政府医疗管理机构,其主要职能是制定医院标准并对医院质量进行认证。在美国,认证是获得质量认可的标志,也是医院生存的必要条件,医院只有获得相关认证机构的认证,才能进入医疗市场,才能从政府获得相应的支持,提供医疗服务。美国一般不直接对医疗机构市场准入进行规制;相对于前置审批,美国更加重视对医疗机构市场准入之后的管理与监督,而在这个过程中行业自律组织始终发挥着不可替代的重要作用。

(二)德国

德国关于医疗机构的设置与管理主要由各联邦州政府负责。德国《社会法典》规定,设置医疗机构,由各联邦州政府行政主管部门审批。根据《医院融资法》第 8 条第 1 款规定,投资商提交的投资方案必须为相关联邦州所接受。德国各联邦州根据自身的医疗服务需求制定相应的医院计划,凡进入该计划的医院可申请一定量的投资促进资金用于购置必要的设备和装备;若与医院计划相抵触,则投资方案不会被州主管机构接受。此外,只有进入计划医院范畴,才可接受参加了法定医疗保险的患者就医。根据德国《行业条例》第 30 条规定,可以设立私人诊所,但私人诊所只能为投保私人保险的患者提供医疗服务,费用由就医者自理。德国对外国资本投资德国医疗机构实行国民待遇。根据德国《行业条例》第 30 条规定,经过德国政府行政机关许可,任何国外资本满足一定条件,均可在德国设置医疗机构。德国《对外经济法》及《对外经济条例》规定,经济与技术部对外资收购国内医疗机构有审查权,对外资收购本土企业股权进行审核,审核内容包括收购主体、股权比例、时间等多个方面。

按照欧盟和德国的有关规定,欧盟范围内医师在德国从业,只要符合从业条件,具备和德国医师同等水平的医师素质,即可不受限制地在德国行医(按加入欧盟先后,欧盟各国医师在德国从业条件不一)。对于欧盟以外第三国的外籍医师在德国从业,首先需满足准许入境和拥有居留许可等基本条件。

对于医疗服务质量,德国政府并不进行直接管制,而是通过保险基金会和质量监督委员会来依法进行管理。如果医院不按照法律规定确保医院质量,保险基金会将会减少对医院相应的补偿。

(三) 日本

日本允许大学、大型企业、地方政府等多种主体开办医院,其中医疗法人是医院的最主要类型,67%的医院、38%的诊所和17%的牙科诊所属于医疗法人性质。医疗法人的特征是非营利性,财团和个人可以出资成立医疗法人,但经营收入必须全部用于医疗再投资,不能用于出资人的收益与分红。医院关闭时出资方才可以收回自己的财产。日本《医疗法》对医院的非营利性作出了规定,第 7 条第 5 项规定:对于以营利为目的开设医院、诊所和助产所的申请,不予批准。成为地方医疗法人需要经过地方政府知事的同意,跨地区医疗法人需要经过日本厚生劳动大臣的同意。各地区审查医疗法人的时点不同,申请数较多的东京、大阪等地区每年组织两次对医疗法人新申请的准入审查,并对具体的申请程序、资料要求进行具体的规定。

日本医生自行开设诊所是很普遍的现象。开设者先向有关部门提交开办者身份资料和执业资格证书,设置病床的诊所还需要提交医疗设施使用申请,获得同意后,就可以启动开办工作。申请材料受理后,地方保健所组织审查,如符合要求则开具许可证,不符合条件的,会建议整改。诊所在开设后 10 天内,需向所在地的保健所递交诊疗所开设报告,并提供开设者履历表和执业资格证的复印件、诊所建筑用地周围的示意图、建筑物平面图、饮用水水质检测结果报告的复印件等材料。近年来日本诊所数量逐年增长,诊所成为日本基层医疗的支撑主体。

日本《医疗法》不仅区分医疗机构的规模,而且还对医疗机构的申请设立人的职业予以区分。如果申请人不是医生、牙医或助产士,则必须获得开设地的都道府县的知事的许可,并且登记后才可开设医疗诊所或者助产所。而当申请人是医生、牙医或助产士时,则只需要在开设后 10 天内,向医疗诊所或助产所所在地的都道府县知事申告并登记即可。非医务技术人员设立诊所或者助产所时,既需行政许可,又需登记注册;而对于医务技术人员设立医疗诊所或者助产所时,则只需申告并登记即可。

第四章　我国医疗市场准入制度的发展

计划经济体制时期,我国的医疗卫生资源由政府卫生行政部门通过计划指令、层层下达来完成配置,医疗服务对象也由政府统筹安排。当时医疗领域不存在市场,因此,也不存在市场准入。伴随着改革开放的春风,民营医疗服务出现在我国医疗服务体系中,医疗市场准入制度也逐步建立并趋于完善。

一、制度的建立与完善

1980 年,卫生部印发《关于允许个体开业行医问题的请示报告》,明确允许个人开业行医,这是我国改革开放在医疗领域的标志性事件,标志着以个体行医为开端的民营医疗服务出现在我国医疗服务体系中。

1985 年,在《关于卫生工作改革若干政策问题的报告》和《关于开展卫生改革中需要划清的几条政策界限》中,明确除国家投入外,鼓励医院在市场化的进程中,以贷款等方式自筹资金发展医院。

1989 年,当时的卫生部和外经贸部出台《关于开办外宾华侨医院、诊所和外籍医生来华执业行医的几条规定》,这是我国第一部有关外资医疗准入的文件。文件允许以试点的方式探索海外华侨不以营利为目的在家乡或其他地方独资兴办医院、诊所,试点探索外国人和华侨与中方合资合作建医院、诊所。并规定,中外合资合作医院、诊所的立项、可行性研究等技术性问题由卫生部审批,合同、章程由外经贸部审批;海外华侨在国内独资兴办医院、诊所的申请由卫生部签署意见后转对外经济贸易部审批;中外合资、海外华侨独资所办的医院、诊所需聘请少数外籍医生,其执业行医资格由卫生部审查批准。这一时期我国医疗服务准入对外开放的对象只有海外华侨、外国的投资者,市场开放的目标是为外宾提供更好的医疗保健服务。

1992年,卫生部发布《外国医师来华短期行医暂行管理办法》,规定外籍医生可以来华行医,但需经邀请或聘用,且必须经过注册,时间不超过一年。

1994年,国务院颁布《医疗机构管理条例》(以下简称《条例》),这是我国第一部关于医疗机构管理的行政法规。当时国家实行多渠道办医的方针,医疗机构得到迅速发展,但在管理上也出现了一些问题。在许可准入方面,对医疗机构的审批,除卫生行政部门外,计划生育行政主管部门、部队卫生主管部门、有关部委卫生主管部门等,均不同程度地行使医疗机构审批权,甚至有些科研管理部门、司法部门、民主党派、社会团体等不具备卫生管理职能的部门或单位,也可批建医疗机构。多头审批,医疗机构隶属不同系统,一方面导致设置混乱、资源浪费,另一方面导致卫生行政部门无法开展正常的监管。针对以上问题,《条例》对医疗机构的规划布局、设置审批、登记、执业、监督管理和处罚,做出了全面的规定。其核心内容主要体现在三大制度的建立,一是医疗机构设置审批制度。《条例》规定,地方各级政府卫生行政部门应当根据本行政区域的人口、医疗资源、医疗需求和现有医疗机构的分布状况,制定区域医疗规划,并按照规划确定医疗机构的设置规划,以此作为医疗机构设置审批的依据。单位或者个人设置医疗机构,必须经县级以上地方人民政府卫生行政部门审查批准,取得设置医疗机构批准书。二是医疗机构登记制度。《条例》规定,医疗机构执业,必须进行登记,经县级以上地方人民政府卫生行政部门依据医疗机构基本标准和《条例》的规定进行审核,对审核合格的,予以登记,发给医疗机构执业许可证。医疗机构登记制度是世界上许多国家通用的管理办法。实践证明,按国家统一标准对医疗机构的执业资格进行审查,有利于保证医疗服务的质量。三是医疗机构评审制度。《条例》的"监督管理"一章明确规定国家实行医疗机构评审制度,即由专家组成的医疗机构评审委员会,按照医疗机构评审办法,依据医疗机构评审标准,对医疗机构的执业活动、医疗服务质量等进行综合评价。

1997 年,中共中央办公厅、国务院办公厅印发了《中共中央、国务院关于卫生改革与发展的决定》,明确社会力量和个人能够兴办医院,将社会办医定位为医疗卫生服务体系的补充力量。同年,原外经贸部和卫生部出台了《关于设立外商投资医疗机构的补充规定》,强调不允许设立外商独资医疗机构,又对外资医疗机构的经营范围、持股比例、收费标准以及治疗费用是否纳入医疗保险等问题做出了细化的规定。

2000年,卫生部和外经贸部出台了《中外合资、合作医疗机构管理暂行办法》,成为外商投资我国医疗卫生市场十分重要的法律依据。该暂行办法使用至今,明确了外资医疗机构的准入标准,对于审批程序也做出了详细的规定,合资、合作医疗机构投资总额的最低限度为2 000万元人民币,外方持股不得高于70%。

2003年开始,随着CEPA(内地与港澳关于建立更紧密经贸关系的安排)一系列协议的签订,中国内地对香港、澳门地区的市场开放程度进一步加深。在医疗服务市场方面,允许港、澳地区投资者在内地设立个人诊所,合资、合作医疗机构的最低投资限额也降至1 000万元人民币。2009年,又进一步削减了港、澳投资者在投资总额和持股比例方面的限制,并且允许港、澳投资者在广东省开办独资医院。

2013年,中国(上海)自由贸易试验区对外资企业实施负面清单管理,首次允许设立外资独资医疗机构。2014年7月,针对卫生和社会工作的负面清单进一步缩减,外资医疗机构投资总额和经营期限的限制被取消。同年7月22日,德国阿特蒙医院在上海自贸区获得设置审批,这是我国首家外资独资医院(也是至今为止获批的唯一一家外资独资医院)。2014年7月25日,国家卫生计生委和商务部联合发文,允许在北京、天津、上海等7省(市)试点开设外商独资医疗机构,审批权下放到省级。对于外资是否可以举办独资医疗机构,有关政策近年来又有变化,2019年国家层面出台的有关市场准入负面清单中,将外资医疗机构重新限定于合资、合作医疗机构。

表4.1列示了与医疗市场准入相关的部分法规与文件。

表 4.1　与医疗市场准入相关的部分法律规范及文件

年份	文件名称	要　点
1980	《卫生部关于允许个体开业行医问题的请示报告》	允许个体开业行医
1989	《关于开办外宾华侨医院、诊所和外籍医生来华执业行医的几条规定》	允许以试点的方式探索海外华侨不以营利为目的在家乡或其他地方独资兴办医院、诊所,试点探索外国人和华侨与中方合资合作建医院、诊所
1992	《关于深化医疗卫生改革的几点意见》	提出医疗服务机构从政府卫生投入走向社会多方投入
1994	《医疗机构管理条例》	对医疗机构的规划布局、设置审批、登记、执业、监督管理和处罚做出全面规定。建立了医疗机构设置审批制度、医疗机构执业登记制度和医疗机构评审制度
1997	《中共中央、国务院关于卫生改革与发展的决定》	明确社会力量和个人能够兴办医院
1998	《中华人民共和国执业医师法》	对医师的资格准入、考试与注册、执业规则进行规范
2000	《中外合资、合作医疗机构管理暂行办法》	明确了外资医疗机构的准入标准,对于审批程序也做出了详细的规定
2010	《香港和澳门服务提供者在内地设立独资医院管理暂行办法》《台湾服务提供者在大陆设立独资医院管理暂行办法》	允许港、澳、台资设立独资医院,并规定了设立的资质要求和程序

（续表）

年份	文件名称	要　　点
2011	《卫生部关于调整中外合资合作医疗机构审批权限的通知》	中外合资合作医院设立审批权下放至省级
2012	《卫生部办公厅关于确定社会资本举办医院级别的通知》	及时确定社会资本办医院的级别
2012	《卫生部关于社会资本举办医疗机构经营性质的通知》	社会资本可以按照经营目的,自主申办营利性或非营利性医疗机构
2014	《关于开展设立外资独资医院试点工作的通知》	允许境外投资者通过新设或并购的方式在北京市、天津市、上海市、江苏省、福建省、广东省、海南省设立外资独资医院,设置审批权限下放到省级
2017	《国家卫生计生委关于深化"放管服"改革激发医疗领域投资活力的通知》	出台取消养老机构内设诊所的设置审批等改革举措
2018	《关于进一步改革完善医疗机构、医师审批工作的通知》	规定了二级及以下医疗机构设置审批与执业登记"两证合一",优化了审批内容
2018	《关于印发互联网诊疗管理办法(试行)等3个文件的通知》	明确了互联网医院的设置标准和执业规则

目前,我国对医疗服务的准入主要覆盖机构、人员、设备和技术四个方面,具体内容将在实务篇中介绍。

二、行政审批制度改革

21 世纪以来,我国一直致力于推动行政审批制度改革。2013 年起,国家卫生主管部门取消和下放了一系列审批项目,其中有关医疗方面的包括:2013 年底将外国医师团体来华短期行医审批下放到设区的市,港澳台独资医院审批下放给省一级;2014 年将人体器官移植医师执业资格认定下放给省一级;2015 年取消第三类医疗技术临床应用准入审批,改为备案;2019 年将省级卫生行政部门实施的部分护士执业注册审批权限下放至市、县级卫生行政部门。在不少省份,也通过委托的方式,将原法律法规明确由省一级审批的医疗卫生项目下放给下一级甚至更基层的卫生行政部门审批,以此方便相对人办理相关审批事项。

2015 年年底,国家启动“证照分离”改革试点。12 月,国务院下发《国务院关于上海市开展“证照分离”改革试点总体方案的批复》,同意在上海市浦东新区开展“证照分离”改革试点,提出要紧紧围绕推进简政放权、放管结合、优化服务,通过开展“证照分离”改革试点,释放企业创新创业活力,增强经济发展动力。“证照分离”改革的启动,标志着行政审批制度改革的进一步深化,医疗领域也乘着这一改革东风,在医疗市场准入方面推出了一系列实实在在的改革举措。

2016 年 12 月 25 日,国家发布《中华人民共和国中医药法》,其中第十四条第二款规定,举办中医诊所的,将诊所的名称、地址、诊疗范围、人员配备情况等报所在地县级人民政府中医药主管部门备案后即可开展执业活动。2017 年 9 月,国家卫生计生委出台《中医诊所备案管理暂行办法》。

2017 年 2 月,国家卫生计生委修订《医疗机构管理条例实施细则》,在医疗机构设置类别中,增加"医学检验实验室、病理诊断中心、医学影像诊断中心、血液透析中心、安宁疗护中心"。

同年同月,国家卫生计生委发布《医师执业注册管理办法》,将医师执业地点由过去的"医疗、预防、保健机构"修改为"医疗、预防、保健机构所在地的省级或者县级行政区划",执业医师的注册地点为省级行政区划,执业助理医师的注册地点为县级行政区划,实现"一次注册、区域有效"。这一规定为医师多点执业提供了重要的制度保障,也为一些社会办医疗机构聘请到高水平医生提供了有利条件。

2017 年 8 月 8 日,国家卫生计生委出台《国家卫生计生委关于深化"放管服"改革激发医疗领域投资活力的通知》(国卫法制发〔2017〕43 号),其中实质性的改革包括:一是取消养老机构内设诊所的设置审批,实行备案制;二是在已有医学影像诊断中心、病理诊断中心、血液透析中心、医学检验实验室、安宁疗护中心这五类独立设置机构基本标准及管理规范的基础上,再制定独立设置的康复医疗中心、护理中心、消毒供应中心、健康体检中心、中小型眼科医院等机构的基本标准及管理规范,拓展社会投资领域;三是外国医疗机构、公司、企业和其他经济组织以合资或者合作形式设立的诊所,放宽外方投资股权比例不超过 70% 的限制;四是探索在国务院批准的自由贸易试验区内对社会办医疗机构配置乙类大型医用设备实行告知承诺制。2017 年 11 月,国家卫生计生委办公厅下发养老机构内设医疗机构取消审批实行备案管理的具体通知。

2018年6月15日,国家卫生健康委出台《关于进一步改革完善医疗机构、医师审批工作的通知》(国卫医发〔2018〕19号),其中实质性的内容包括:一是规定了二级及以下医疗机构设置审批与执业登记"两证合一",即除三级医院、三级妇幼保健院、急救中心、急救站、临床检验中心、中外合资合作医疗机构、港澳台独资医疗机构外,举办其他医疗机构的,卫生行政部门不再核发设置医疗机构批准书,仅在执业登记时发放医疗机构执业许可证;二是优化了审批内容,允许医疗机构将与其他符合资质的医疗机构签订的医学检验、病理诊断、医学影像、医疗消毒供应等服务的委托协议作为相关诊疗科目的登记依据;申请医疗机构执业登记的,不再提供验资证明。

2019年5月,国家卫生健康委等五部委下发《关于印发开展促进诊所发展试点意见的通知》,明确医疗机构设置规划对诊所不作限制,诊所设置审批改为备案,报所在地县(区)级卫生行政部门备案,发放医疗机构执业许可证后,即可开展执业活动;跨行政区域经营的连锁化、集团化诊所由上一级卫生行政部门统一备案,跨省级行政区域经营的由所在省份卫生行政部门分别备案。

2019年11月15日,国务院印发《关于在自由贸易试验区开展"证照分离"改革全覆盖试点的通知》;为贯彻这一文件精神,11月29日,国家卫生健康委出台《关于印发自由贸易试验区"证照分离"改革卫生健康事项实施方案的通知》(国卫法规发〔2019〕62号),12项医疗卫生领域的审批事项在自由贸易试验区内实行备案管理、实施告知承诺和优化服务改革。其中,对诊所实行备案管理、自贸区内部分医疗机构实行设置审批和执业登记"两证合一"有关要求进行了细化,明确社会办医疗机构乙类大型医用设备配置在自贸区内实行备案管理,自贸区内医疗机构人体器官移植执业资格认定审批下放省级实施。

三、对新业态的规范

行政审批制度改革的总体目的是优化营商环境,为市场松绑,方便群众和企业办事。但是,为维护市场秩序和群众健康权益,对应该准入的事项,简化程序的同时,在要求和标准上没有放松,部分事项甚至还得到了加强。随着信息化技术的发展,利用互联网技术开展远程医疗服务或辅助医疗服务的模式开始出现并逐渐增多,为规范相关行为,保障人民群众就医安全,2018 年 7 月,国家卫生健康委下发《关于印发互联网诊疗管理办法(试行)等 3 个文件的通知》(国卫医发〔2018〕25 号),包括《互联网诊疗管理办法》《互联网医院管理办法》《远程医疗服务管理规范》,文件将互联网医院主要类型分为两类:一类是指实体医疗机构设置,经审批后可在其医疗机构执业许可证上将互联网医院作为第二名称登记,法律责任主体仍为实体医疗机构。另一类是第三方机构依托实体医疗机构独立设置的互联网医院,经审批后发放新的医疗机构执业许可证,互联网医院独立承担法律责任,第三方机构与实体医疗机构通过协议、合同等方式明确各方在医疗服务、信息安全、隐私保护、医疗风险和责任分担等方面的责、权、利。文件规定,互联网医院开展的诊疗服务应当符合其实体医疗机构或所依托的实体医疗机构的功能定位,只能开展常见病和慢性病患者随访和复诊、家庭医生签约服务。

在审批标准方面,互联网医院必须符合国家规定的互联网医院基本标准。在信息系统建设方面,互联网医院应当按照法律法规建立信息系统,配备信息专业技术人员,按照《信息系统安全等级保护基本要求》三级定级标准完成备案及定期测评;互联网医院要与卫生部门管理平台对接,实现业务信息的互联互通。在信息安全管理方面,互联网医院要严格执行信息安全和医疗数据保密的有关法律法规,不得买卖、泄露患者信息。

第五章　卫生规划

我国法律明确规定,部分医疗资源的准入须以规划为前提。因此,卫生规划是与医疗卫生准入直接关联的一项措施,卫生规划的科学性直接关系到医疗卫生准入的合理性。同时,卫生规划的意义又不止于此,它对于医疗卫生事业的发展具有重要的引领和指导作用。

一、规划与准入

一些国家和地区把纳入规划作为医疗服务设施和技术审批的前置条件。例如,德国把纳入州的医疗计划作为疾病基金支付和政府资助的前提,法国巴黎大区政府对妇产科等专科设置进行规划,日本地方政府对医疗床位数进行规划。

在我国,一些法律规范对部分医疗资源的准入,也明确需以规划为前提。例如,《医疗机构管理条例》规定,"县级以上地方人民政府卫生行政部门应当根据本行政区域内的人口、医疗资源、医疗需求和现有医疗机构的分布状况,制定本行政区域医疗机构设置规划","设置医疗机构应当符合医疗机构设置规划和医疗机构基本标准"。《医疗器械监督管理条例》规定,"医疗器械使用单位配置大型医用设备,应当符合国务院卫生计生主管部门制造的大型医用设备配置规划"。《人类辅助生殖技术管理办法》规定,"卫生部根据区域卫生规划、医疗需求和技术条件等实际情况,制定人类辅助生殖技术应用规划"。《人体器官移植技术临床应用管理暂行规定》(卫医发〔2006〕94号)规定,"省级卫生行政部门应当根据报卫生部备案的人体器官移植技术临床应用规划,对本行政区域开展人体器官移植的医疗机构进行合理布局,严格控制数量,严格技术准入"。一般而言,设置许可准入,限制的是条件和标准,若以符合规划为前置条件,则其限制的还有数量和布局。

对医疗资源进行规划,并把符合规划作为准入的前提条件,其最主要的理论依据是"医疗存在着供给引导需求",即如果对医疗资源不予以任何数量限制的准入,则由于医疗机构和医生作为患者的代理人,具有主导市场的优势,将会诱导及创造不必要的医疗需求,从而造成浪费。正如第三章所分析的,合理的控制将有助于降低医疗服务提供的成本,并提升医疗服务的可及性,而过度的控制反而会由于提升了市场进入成本从而降低医疗服务的可及性。毫无疑问,规划前置使准入条件变得更为严格。因此,各国和地区也并非对所有的医疗资源都进行规划,医疗资源的准入一般以条件即资质准入为主,通过规划进行数量控制是一种辅助手段,其目的主要是确保区域内医疗服务的水准及控制医疗费用。

我国明确规定,对医疗机构的设置需符合所在区域的医疗机构设置规划,但近年口径也有所松动。2019年国家卫生健康委下发《关于印发开展促进诊所发展试点意见的通知》(国卫医发

〔2019〕39号），其中提出，医疗机构设置规划对诊所不作限制，将诊所设置审批改为备案制管理。

二、卫生规划的意义

本书中所提到的卫生规划，是指政府所主导制定的规划，规划是政府调控医疗卫生事业发展的主要手段之一。俗话说，不以规矩，不能成方圆，即使不作为准入的前提条件，规划也具有引导医疗卫生事业发展的重要作用。

规划具有统筹全局的引领作用。"凡事预则立，不预则废"。规划在经济社会发展中具有导向和约束作用，对于卫生工作也是如此。卫生规划，尤其是卫生中长期规划，是引领卫生事业发展的龙头，对于科学统筹各方面关系、有效配置各级各类医疗卫生资源至关重要。一个好的卫生综合规划，应该能够清晰地指出政府在一段时期内发展卫生事业的具体责任，同时也为社会参与卫生事业的发展提供指引。

规划是加强卫生全行业管理的重要手段之一。《医疗机构管理条例》把符合规划作为机构准入的前提条件。《中共中央 国务院关于深化医药卫生体制改革的意见》明确"所有医疗卫生机构，不论所有制、投资主体、隶属关系和经营性质，均由所在地卫生行政部门实行统一规划、统一准入、统一监管"，并明确要"强化区域卫生规划"，强调了卫生规划工作的重要性和统一性。加强规划工作既是法律法规赋予卫生行政部门的重要职能，也是党中央、国务院对卫生行政部门的工作要求。随着卫生行政职能转变和管办分开、政事分开的推进,各级卫生行政部门尤其需要善用规划职能,重点研究如何通过加强规划工作,增强行业管理的主动性和主导性。从目前的趋势来看,今后具体机构和医疗卫生服务项目的审批、监管工作将会进一步向基层下沉。相应的,高层级的卫生行政部门将抓好规划制定、调整的审核和规划管理工作。

规划的过程是深化认识、统一思想的过程。规划的编制和实施有着既定程序。在编制阶段需要深入调研,广泛听取意见,召开各类协调会,还要审核报批;在实施阶段要加强任务分解,加强信息反馈,加强监督检查,还要适时调整。这些过程本身就是对客观规律认识的不断深化的过程,同时,通过这些过程各方面达成了共识、统一了思想。卫生规划往往不是卫生系统内部的事,还牵涉到发展改革、财政、人事、教育、科技、经济等诸多部门,通过规划工作,可以加强相关部门的沟通协调,及时获取相关部门对卫生工作的支持。

三、区域卫生规划

(一) 区域卫生规划的定义

卫生规划体系由一系列规划构成,其中有总体规划,也有专项规划。区域卫生规划是关于医疗卫生资源配置的总体规划,其他有关机构、人力、设备、医学学科的规划作为专项规划必须符合区域卫生规划设定的资源配置的基本原则。

通过区域卫生规划加强卫生资源的调控是发达国家的通行做法。美国于 1975 年通过了《国家卫生计划与资源发展法》;英国于

1971年卫生资源进入规范配置阶段;法国自1991年以来每5年编制一次区域卫生规划,以法令形式发布,细至各专科的布局也被纳入规划;日本于1985年修订了《医疗法》,实现了医疗计划的制度化,各都道府县至少以5年为期修订一次医疗计划;在德国,凡纳入政府规划的医院,无论公立还是私立都可获得政府投资。

20世纪80年代中期,区域卫生规划被世界卫生组织、世界银行作为推崇的卫生管理模式介绍到我国。1997年发布的《中共中央 国务院关于卫生改革与发展的决定》作为政府文件,首次提出"区域卫生规划"的概念,指出"区域卫生规划是政府对卫生事业发展实行宏观调控的重要手段,它以满足区域内全体居民的基本卫生服务需求为目标,对机构、床位、人员、设备和经费等卫生资源实行统筹规划、合理配置"。2009年发布的《中共中央 国务院关于深化医药卫生体制改革的意见》要求"强化区域卫生规划。省级人民政府制定卫生资源配置标准,组织编制区域卫生规划和医疗机构设置规划""建立区域卫生规划和资源配置监督评价机制"。2010年卫生部、中央编办、国家发改委、财政部、人保部五部委联合发布《关于公立医院改革试点的指导意见》,把强化区域卫生规划作为6项主要任务之首,提出合理确定公立医院的功能、数量和规模,优化结构和布局,完善服务体系。2010年发布的《国务院办公厅转发发展改革委卫生部等部门关于进一步鼓励和引导社会资本举办医疗机构意见的通知》要求,非公立医疗机构的设置应符合本地区区域卫生规划和区域医疗机构设置规划。各地在制定和调整本地区区域卫生规划、医疗机构设置规划和其他医疗卫生资源配置规划时,要给非公立医疗机构留有合理空间。

学术界对区域卫生规划的内涵有不同界定。陈建平认为,区域卫生规划是通过优化配置卫生资源和提高资源使用效率而最终改善卫生服务绩效。方鹏骞等指出,区域卫生规划属于卫生服务布局经济的主要内容,研究卫生服务系统的各种要素,如何采取最优化的空间组合,以取得最佳的卫生服务经济效益和社会效益,应以区域为出发点,并从经济的角度去分析布局的均衡性和合理性。还有观点认为,区域卫生规划是在一定的区域范围内,依据自然生态环境、社会经济发展、人群健康状况和卫生服务需求等因素,确定区域内卫生事业的发展目标、模式、规模和速度,统筹安排、优化配置卫生资源的过程。

综合政府文件的要求和学术界的观点,区域卫生规划的重点是对卫生资源的调控,具体体现在:①规划的对象是区域内的各类卫生资源要素和活动,核心要素包括机构、床位、人力、设备、技术、经费等。②规划的内容是卫生资源的总量、结构、布局、流向、配置原则和标准,不仅要规划硬件,还要规划软件(学科人才、信息化等)。③规划所要考虑的因素有两类:一是外部环境,包括经济、社会、地理、人群健康状况、居民卫生需求和利用特征等;二是内部环境,包括卫生资源投入和配置现状、卫生服务状况等。④规划的目标是使卫生资源状况与区域经济社会发展相适应,满足群众需求,使有限的卫生资源得到更充分的利用。

(二) 区域卫生规划的作用

党的十八届三中全会强调要转变政府职能,激发市场和社会的活力,指出"科学的宏观调控,有效的政府治理,是发展社会主义市场经济体制优势的内在要求"。落脚在卫生领域,要该放的放、该管的管,要简政放权,减少对微观具体行为的过度干预。同时,要放而不乱,尤其要强化宏观调控,强化政府公共服务。加强区域卫生规划工作正是体现政府既"放"又"管",无论从宏观调控,还是从民生服务的角度看,都具有重要意义。

(1)区域卫生规划是对卫生事业的顶层设计。党的十八届三中全会指出,现在的改革和发展要"加强顶层设计和摸着石头过河相结合"。顶层设计就是要统筹规划、通盘考虑,加强各方面的协调。区域卫生规划尽管核心是资源的配置和发展,但实质是一个长期的卫生发展战略的考虑,重点考虑的是政府、市场、社会如何在规划的引领下发挥作用,强调的是从体制和机制上打破原来的条块分割、各自为政的局面,提高卫生资源配置的整体性,形成政府宏观调控下的多元化、多形式、多层次的卫生服务格局。区域卫生规划一般为政府发布,不仅对卫生部门的工作提出要求,也对发展改革、财政、人保、规土等其他部门的工作提出要求,这为加强卫生资源的统一调控提供了条件。

(2)区域卫生规划体现的是政府的服务意识。卫生事业要可持续地发展,必须将激发市场、社会的活力和政府职能转变结合起来,把政府职能转向更好地维护社会公平正义,创造更好的发展环境,提供更加优质的公共服务。做好规划工作,一定程度上体现了政府对市场微观主体的服务,通过规划可以告诉社会资本其发展空间在哪里,哪些资源是过剩的,哪些是稀缺的,引导合理投资。同时,规划也是对政府本身的约束,卫生投入和建设都要以规划作为前提,尤其在社会资本不愿意进入的基本卫生公共服务领域,政府要加强财力和政策的托底保障,从而确保卫生公共服务的提供。

（3）区域卫生规划体现的是政府的责任意识。健康是人的基本权益,政府承担着维护群众健康的责任。一方面,虽然近年来加强了建设,但医疗卫生资源总量不足、质量不高、结构与布局不合理、服务体系碎片化等问题依然突出。即使在上海这样医疗卫生工作水平相对较高的区域,卫生资源也存在短缺的现象。过去十多年来,上海常住人口增加了 46%,每年的门急诊人次增加了 145%,年手术人次增加了 275%,然而医疗机构床位只增长了 34%,卫生技术人员只增长了 43%,在郊区农村和一些短板专科,卫生资源配置不足的情况尤为突出,这些情况要通过有效的规划着力解决。另一方面,医疗卫生领域具有医患双方信息不对称的特点,如果资源配置过多,带来的结果可能是市场失灵、恶性竞争。从这一角度出发,也需要通过规划,合理配置使用资源,从而保护群众的权益。不仅要科学制定规划,还要加强规划实施的强制力,发挥规划对卫生事业发展的引领和导向作用。

（三）区域卫生规划的重点

现阶段,在区域卫生规划的制定和实施过程中,需着重优化六类资源的配置。

第一类是床位,关键是对治疗、康复、护理床位实施分类管理。这关系到医疗服务秩序的理顺和各级医疗机构定位分工的具体落实。关于康复、护理床位,除了有一部分是新设外,相当一部分要靠现有床位转型,包括将部分社区卫生服务中心床位认定为护理床位,将部分二级医院床位转化为康复床位等。对床位重新认定是第一步，但仅有认定还不够，相关的标准和配套政策也需加以匹配，包括康复、护理床位的服务标准、人员配备要求等。配套政策方面，要加强与医保、财政部门的协调，争取相应的医保补偿和财政补助的倾斜政策，引导床位转型。

第二类是人员，重点是强化卫生人员配套。"十年树木，百年树人"，硬件设施建设容易，人要配好却没那么简单。目前，无论从统计数据，还是从医疗卫生机构的实际反映看，卫生人员队伍都面临总量不足和结构性短缺并存的情况。要把人员队伍建设作为规划落地的重要支撑，尤其要注重基层卫生人才、实用紧缺人才、高层次卫生人才这三类卫生人才队伍的培养。要突破现有的人才管理思维和管理方式，深化卫生人事制度改革，探索建立区域性医疗卫生人才充分有序流动机制，推动医务人员保障社会化管理，逐步变身份管理为岗位管理。

第三类是基层卫生资源。分级诊疗是当前我国医改的重要内容，其关键是要"强基层"。发达国家和地区的医疗服务体系一般是金字塔式结构，基层承担了大部分的门诊服务，这也是最为经济高效和可持续的医疗服务体系。在我国，群众就医过多集中在大医院，根源不仅仅是思想观念问题，客观上仍是医疗资源分配不均，基层投入薄弱导致的倒金字塔结构得不到改变。因此，当前要把"强基层"作为规划的重点内容，不仅要强硬件，还要强软件、强人才，把更多的物力、财力投向基层，在均衡基层机构布点的同时，完善基层全科医师队伍的建设与配备。

第四类是短缺领域资源。包括护理、康复、精神卫生、妇儿、院前急救等。这些都是群众需求比较迫切，但资源配置不足的领域，需要通过规划对这类资源配置标准提出明确要求,同时分析供给不能满足需求的原因,是补偿不足,还是人员不到位,提出针对性的落实举措。

第五类是社会办医。党的十八届三中全会通过的《中共中央关于全面深化改革若干重大问题的决定》中,关于社会办医内容涉及 6 个方面,充分反映了卫生领域激发社会活力的迫切性。如果说之前的卫生改革强调的是保障公益性,那么下一步在保障公益性的同时还要重点研究如何发挥市场和社会的作用。调整和新增卫生资源要优先考虑社会资本,淡化公立和非公立的区分,强化非营利性和营利性的区分。对非营利性医疗机构,无论是公立还是社会办医,原则上应享有同等政策待遇,而且在布点上均严格纳入区域卫生规划对资源的布局和结构管理。对营利性医疗机构,则放宽数量和布局的限制,但可通过规划,告诉投资者哪些地区哪些专科资源是过剩的,哪些专科是有需求的,发挥规划导向作用,形成合理市场预期。发展社会办医,关键要打破"玻璃门""弹簧门",为它们提供公平的发展环境,其中"三个放开"十分重要:一是人员放开,让医务人员流动起来,可从实行多点执业入手;二是医保定点放开,凡符合条件的社会办医均纳入医保定点;三是政府购买服务放开,建立政府向社会力量购买卫生服务的机制。这些都可在区域卫生规划中予以提及。同时,还要探索"以放开换管理",以放开为抓手,吸引社会办医为享受有关优惠政策自觉自愿地服从政府统一调控和管理,从而促进社会办医健康发展。

第六类是卫生信息资源。信息化已经对医疗卫生工作的管理方式和服务模式带来诸多改变。"互联网+"和医疗的融合不仅可促进优质医疗资源服务对农村和偏远地区的辐射,改善资源配置不合理的困局,还可极大地缓解信息不对称问题,减少资源浪费,避免无效就诊等问题。因此,在规划中必须对卫生信息化建设和应用予以统筹考虑。

(四)区域卫生规划实施的若干关键环节

提高规划实施效果,一方面,要科学制定规划。好的规划应该能够清晰地指出政府在一段时期内发展卫生事业的具体责任,同时也给予市场充分空间,为社会参与卫生事业的发展提供指引。另一方面,应加强规划实施的强制性,随着各级政府对规划工作的普遍重视,提高规划实施强制力的条件已基本成熟。

加强区域卫生规划实施,除了明确规划实施的责任单位,建立规划实施相关部门间的协商议事机制,将规划项目和要求予以分解并纳入年度工作计划中,加强督办和考核的常规工作外,针对区域卫生规划的特性,还需做好以下几方面工作。

(1)开展分级规划工作。不仅国家和省级需制定规划,地市和县级也要制定规划,地市和县级规划是对上级规划的细化,也是落实上级规划的具体方案,要力求凸显本地区的特色。下级规划出台前要报经上级规划主管部门审核,以确保规划衔接。

(2)将规划审核纳入法制化轨道。明确将规划审核作为卫生资源准入、调整、重组的前置条件。目前,规划审核的程序和要求尚无据可依,急需建立相关规范,明确审什么、怎么审、审核和被审核的主体是谁,等等,应将规划审核纳入医疗机构审批程序,可从行政规范性文件起步,待成熟后,争取部门或地方立法。

（3）完善规划修订调整程序。规划的管理是"制定—实施—调整—实施—再制定"循环反复的动态过程，尤其对区域卫生规划这样的长期规划而言，设立调整程序是确保规划与经济社会发展相适应的必不可少的环节。但不能随意调整，一是要严格修订程序，必须与制定程序相同，由同级政府修订发布，经上一级规划主管部门审核，并争取纳入同级人大审议程序；二是必须以评估为前提，要严格论证，确保科学性、合理性，以及过程的严肃性。

（4）开展区域卫生规划与城乡总体规划的衔接。做好这项工作的关键是制定医疗卫生设施的空间布局规划，该规划需要卫生部门与规土、发改部门共同编制。作为区域卫生规划的子规划，通过这个规划保证医疗卫生用地，将医疗卫生布局纳入城乡总体规划"一张图"。

（5）运用信息化手段推动规划管理能力升级。卫生已经进入了大数据时代，要加强信息化对规划工作的支撑。建议在卫生信息系统基础上，开展卫生资源配置布局决策支持系统建设，重点研究如何把海量数据转化为卫生资源需求地图，整合人口分布、交通状况、资源供需数据信息，打破行政区划、所有制界限，可视化展示卫生资源配置薄弱和富余区域，辅助卫生资源配置科学决策。

第六章 医疗卫生资源预测与规划的技术方法

由于医疗服务带有可诱导性,因此,在制定规划时,科学测算将来一段时期的医疗服务需求显得尤为重要,一系列医疗卫生资源的预测方法也由此孕育而生。这些技术方法主要针对两个重要环节,分别是卫生资源配置数量的测算环节和卫生资源地理分布的规划布局环节。

一、卫生资源配置数量的测算方法

卫生资源配置数量的测算是开展卫生资源规划的首要步骤,对于医疗床位、卫生人力资源、大型医疗设备等医疗资源,配置数量测算方法大致相似,包括卫生服务需要法、卫生服务需求法、服务目标法、卫生资源/人口比值法、供需平衡法、多元线性回归法、趋势外推法、时间序列法、灰色模型法、医院规划模式法、专家咨询法、标准值设置法以及项目预算与边际分析法等。

(一)卫生服务需要法

卫生服务需要法是根据人群健康状况及其变化趋势提出卫生

服务需要量,再将服务需要量转化为卫生资源需要量。即从某一区域人群的患病情况和卫生保健需要出发,通过相应的卫生服务状况调查,获取当地群众两周患病率、人均年患病天数、年住院率等,运用公式计算出当地一定人口所需的床位、医生护士人力等卫生资源数。这种方法思路清晰、操作简单,以人口数为基数,按需要住院率或患病率测算。但是,这种方法一般不考虑社会经济状况、人口特征、卫生服务可及性等因素的影响,仅仅反映的是居民对卫生服务的客观需要。该预测方法也没有考虑患者支付能力、时间等的影响,即需要大于需求,预测值可能大于实际需求,导致资源闲置。

(二)卫生服务需求法

卫生服务需求是指考虑到卫生服务的利用受到多种因素的影响,而导致的居民对卫生服务的实际利用量。卫生服务需求量可以通过适当样本的卫生服务调查获取,一般可以由当地群众患病率、两周就诊率、年实际住院率等指标体现出来。卫生服务需求法使用卫生服务利用指标来计算床位、人力等卫生资源,由此得到的卫生资源配置数是居民卫生服务需求量的最低标准,该方法缺点在于没有将通过努力可以满足的潜在需求考虑进去。

(三)供需平衡法

通常而言,卫生服务供给能力可以用其提供的卫生服务量来反映和表示,该服务量一般包括现有卫生服务量与已有卫生资源可能提供的潜在卫生服务增量,也就是说,现有服务量和可能的服务增量之和就是卫生服务供给量。现有的卫生服务利用量一般反映了现有的卫生服务提供量,因此,可以采用卫生服务利用指标来表示卫生服务供给指标。该指标的取值包括现有的卫生服务利用量与现有卫生服务可以提供的利用增量两部分。社会人群对卫生服务的需要即为卫生服务需要,卫生服务需要量等于健康的现实需要量与潜在需要量之和,一般可用反映社会人群健康的指标来表示卫生服务需要。

供需平衡法研究供给与需求是否平衡。卫生服务供需平衡指卫生服务的供给与社会人群健康需要之间达到相对的动态平衡。用量化语言来说,卫生服务供需平衡就是卫生服务总供给量与社会人群健康的总需要量相等。卫生服务供需平衡研究可转换成投入与利用、利用与效果数量均衡研究。供需平衡法利用现有卫生资源的需求和利用效率进行测算,考虑较为全面,目前被多数研究人员认同。但在实际应用中,卫生资源利用效率和潜在需求准确预测难度较大,而且必须考虑潜在住院需求的转化问题。

(四) 人口比值法

人口比值法需要的信息量较少,成本较低,仅考虑人口因素,不涉及社会经济、技术及人群健康水平等因素的影响,一般用该方法计算资源的需要量等于区域人口乘以选用的比值。具体说,人口比值法是先预测目标年各类卫生资源量与人口的比值,然后将该比值乘以目标年的预测人口数即得到目标年的卫生资源需要量。特别要指出的是,人口比值法在具体应用时,应该注意流动人口与常住人口对资源需要量的不同。

人口比值法简便易行,通俗易懂,被许多国家和地区用于卫生资源需要量预测,属于扩张性预测。但人口比值法未考虑到医疗卫生资源的内部结构、服务效率及居民实际需求等方面的因素,可能导致预测标准过高,造成资源浪费。

(五) 服务目标法

服务目标法是从服务提供的角度出发,根据现有卫生资源配置量和利用效率求出基年标准数,然后考虑人口增长和医疗服务需求潜在增长因素,对目标年份进行预测。例如,1 名全时工作制医师,1 年门诊量确定为 3 000 人次,统计医院年门诊总量,即可算出门诊医师人数需求量。

以医务人员的测算为例,服务目标法的关键是确定各级各类医疗卫生机构、各专业科室提供的服务量,然后根据不同专业人员工作量标准,计算相应人员需要量。服务目标法不仅考虑到供方医疗单位所能提供的资源,还考虑到需方公众的需求量与需要量,因此,能较为准确地预测医生护士人力、床位、医疗设备等卫生资源的配置量。但是,医疗服务潜在需求的增长预测往往较为困难,可能出现较实际需求偏大的问题。

(六) 趋势外推法

趋势外推法是根据当年的床位、卫生人力等资源与人口之比,类推若干年后随着人口数的增长应配备的数量。趋势外推法简便易行,应用广泛,使用前提是认为当年卫生资源与人口之比是合理的。趋势外推法忽略了卫生资源不足与过剩问题,同时未考虑经济、文化、人口老龄化等因素的影响,预测值较为粗糙。

(七)多元线性回归法

多元线性回归法可以考虑影响卫生资源配置的多种因素(如经济、社会、文化等方面),利用历史资料建立回归预测模型、估计参数,结合当地经济和社会条件确定输入值,来估计机构、床位、人力、设备的需求数等。

多元线性回归法在数学上是很严谨的,但在实际应用过程中要对因变量和自变量之间的关系进行慎重的逻辑分析,不能够把统计上的数量关系当作因果关系来对待,筛选自变量时要谨慎。此外,多元线性回归法在应用中存在一定的前提条件,即已有的资源必须是已经达到较高的利用率,否则按此计算的资源配置方案将继续保留已有和目前所存在的资源配置弊端,难以发挥规划、调整和约束的作用。

(八)灰色模型法

灰色模型是邓聚龙教授在 20 世纪 80 年代提出的。部分信息明确、部分信息不明确的系统称为灰色系统,因此,灰色模型法是指用灰色系统理论对离散的原始数据序列建立的微分方程型动态模型,简称 GM 模型。该方法是通过对原始数据的处理和灰色模型的建立来发现、掌握系统发展规律,对系统的未来状态做出科学的预测。

灰色系统理论研究克服了概率统计的弱点,从杂乱、有限、离散的数据中找到规律,建立模型,然后做出相应分析和预测。同时,该方法可对灰参数及时修正,使预测值在动态中产生,从而利用较短序列进行相对长期的预测,因而代表性好。但是,灰色模型法未能充分考虑人群的卫生需求、政策影响、预算压力、社会因素、卫生体系变化等引发的效应。

(九)医院规划模式法

医院规划模式法是世界卫生组织专为中国设计的,它是结合卫生资源配置标准中常见的四种方法——服务目标法、卫生服务需要法、卫生服务需求法和卫生资源/人口比值法,对卫生资源需要量进行中长期宏观预测的一种综合性方法。

医院规划模式法根据所预测区域的大小建立以一定数量人口为基数的医院模型,依据目标年被预测地区的经济、政治、卫生等方面的发展与变化趋势,预测出目标年该区域需要的医院数量以求得床位、卫生人力需要量。医院规划模式法结合了多种预测估计法,弥补了单一预测方法的局限性。它可以对一个地区、一个省乃至一个国家的医疗资源配置量进行预测,适用范围较广。但是,使用医院规划模式法预测时需要的参数较多,因此,所使用参数的合理性与正确性直接影响到预测值的准确性。

(十)需要调整服务目标法

需要调整服务目标法首先制定卫生服务产出量的目标,再将其具体转换为卫生资源需要量。方法的关键在于确定各级各类医疗卫生机构及各专业科室提供的卫生服务量,或者医疗卫生配置的目标,再根据各类专业人员工作量的标准或者卫生设备配置标准计算出相应的人员或者设备的需要量。

(十一) 时间序列计算法

时间序列是指一个依时间顺序组成的观察数据集合。时间序列区别于普通资料的本质特征是相邻观测值之间的依赖性或称之为自相关性,这种特征使得时间序列资料的统计分析方法有别于一般数据的统计分析方法。

时间序列计算法按分析目的不同可以划分为时域分析和频域分析两个类别。前者将序列的观察值视为历史值的函数,重点分析事物随时间发展变迁的趋势。后者将序列看成不同频率的正弦或余弦波叠加的结果,重点分析其频率特征。移动平均法、指数平滑法是早期时间序列分析的主流方法。近年来,自回归移动平均模型被大量用于时间序列资料的分析。

(十二) 移动平均法

移动平均法为确定由几个时间序列的卫生资源数(如医师数)构成一组来求取一个平均值,然后逐项移动,每移动一次求一个平均值,这个平均值作为下一个时期的卫生资源数的预测。

自回归移动平均模型是时间序列分析方法的一种,通过建立序列的自相关系数、偏自相关系数和 Q 统计量来辨识模型,确定模型平稳后,进而确定自回归及滑动平均的 p 和 q,然后采用条件最小二乘法估计模型并对其进行诊断,最后利用拟合的模型进行预测研究。

（十三）专家咨询法

专家咨询法又称专家经验预测法，属于定性预测，其应用范围较为广泛。专家咨询法一般包括函询调查法、专家会议法和德尔菲法等几种具体方法。

专家咨询法是按照一定的理论，建立在实践经验、逻辑思维、逻辑推理基础之上的预测方法。专家咨询法简便易行，各种经济水平的国家和区域均可以使用。但是，由于运用专家咨询法的结果准确性主要取决于预测者的业务水平、综合分析能力、外界舆论对预测者的心理影响等，预测值存在较强的主观性和较高的不确定性。

总之，卫生资源配置数量测算方法的研究相对成熟，并且有大量的应用实例，从而能够在实践中对计算公式修正项进行补充。不同方法的选择较为灵活，可根据实际数据获取情况进行判断，或结合几种方法，综合考虑其预测结果的合理性。

二、卫生资源地理分布规划方法

通过卫生资源配置数量的预测，可以设定一个区域内医疗卫生资源总量，但这距离规划的要求还相去甚远，之后，还需要分析这些资源在区域内怎么分布才是合理的。好的规划应该能够让居民公平地享有同等的医疗卫生资源，而不受地理空间的影响。"同等"既指数量上的同等，也指资源质量上的同等。这是考虑医疗卫生资源布局的一个重要出发点。

任何医疗卫生资源都有其辐射半径。大多数国家和地区实施的是分级医疗体制——低等级的医疗机构,如诊所,主要诊治常见病、多发病,服务的覆盖范围较小,一般就近服务于社区居民;高等级的医疗机构,如中大型的医院,综合技术实力较强,其服务的区域范围也就相对较大。尽管会有医疗机构由于单项疑难杂症的诊治能力突出,吸引超出服务半径的远距离患者就医,但这种情况是个别现象,在考虑较大区域的医疗卫生资源布局时一般可以忽略。如今,随着数据收集和处理技术的进步,地理信息系统被广泛应用于各类卫生资源布局分析中。本部分主要基于地理信息系统软件,列举一些分析医疗卫生资源布局可及性的方法。

(一)最近距离法

采用从居民点出发到达最近的医疗服务点的距离、时间或费用作为衡量指标,是测量空间可及性非常直观的方法。距离是人们获取医疗卫生服务(资源)的阻力之一,距离成本影响个人对设施的选择。距离的计算主要有三种方法,分别为欧式距离(直线距离)、曼哈顿距离和路网距离。欧式距离是两点之间的直线距离,其值等于两点坐标形成的直角三角形的弦,而曼哈顿距离相当于直角三角形勾、股两边的和,路网距离是基于实际道路网络分布计算的居民点到医疗机构的最短路径距离。显然,在衡量医疗资源对居民的地理位置上的可及性时,以路网距离为依据更为合理。

最近距离法计算比较简单,运用地理信息系统,只需要行政区域的边界图与医疗机构的地址信息,利用软件即可直接计算完成。运用最近距离法绘制地理可及程度分布图也比较简单易懂,但这种方法也有一些缺陷。首先,最近距离仅反映了居民距离医疗机构的方便程度,而没有考虑到医疗机构医生、床位等医疗资源、病人数量等与医疗机构繁忙程度有关的因素;从计算的过程可知,最近距离法只利用了医疗机构位置数据的信息,没有利用到人口数量与医疗机构床位、医生数量等数据信息;即使居民距离医疗机构很近,但医疗机构病人较多而医生不足,等候时间拉长,就不能说居民所在地点就医很方便;比例法等类似方法则弥补了这个缺点。其次,最近距离法假设人们总是会选择离自己最近的医疗机构获取服务,这个假设本身存在问题,显然不完全符合实际。实际上,除了距离因素外,人们还会根据自己的疾病状况、与某医疗机构医生的关系、医疗机构的繁忙程度、技术水平等因素调整就医选择,这些因素在最近距离法中均没有考虑到。鉴于此,有学者提出应当以居民距离所有同类机构距离的平均值作为衡量地理可及性的指标。该改进方法中,如何搜索所有同类机构,已有学者提出利用机会累积法和移动搜寻法来解决。

(二)比例法

比例法主要采用的指标是区域内医生、床位、医疗设施等资源与居民人口之比,直观明了。基于区域的比例法对于测算大行政区划的居民整体就医方便程度是比较合适的,卫生规划中经常使用每千人口医生数、每千人口床位数来衡量各行政区划的医疗服务地理可及性。基于机构的比例法,可一定程度上反映机构的供需比也就是机构的繁忙程度,其和最近距离法一起使用可集成反映居民所在地点的就医方便程度。

用比例法测量医疗服务的地理可及性,从计算所使用的数据来看,包括了医疗机构的医生、床位以及人口分布数据,这弥补了最近距离法单纯以距离衡量居民看病方便程度的缺点。从计算过程来看,不需要复杂的路网距离的计算,仅利用 ArcGIS 等地理信息系统软件的空间关联及属性表的操作即可完成,比较简单。从绘制的地理可及性地图来看,可用颜色的深浅表示相应行政区划内千人口医生数/床位数等资源的多少,含义简单明了。适用于对于大的地理行政单元或服务区域之间的人均资源或服务供给方面的比较,可较容易地鉴别出医疗服务可及性相对较差的地区,这些都是采用比例法测量医疗资源地理可及性的优点。

单纯使用比例法的缺陷也十分明显。医疗资源具有一定的辐射效应,其地理可及性会随着距离变远而逐渐下降,但用比例法测算,在同一区划内这种下降将不能得到体现。即对同属于一个行政区划的各地点,比例法只能赋予其同一个地理可及程度的值,无法体现行政区划内各个地点的地理可及程度的阶梯差异。而事实上,行政区划内部各个地点的地理可及程度是有差异的。如果选取的行政区划缩小,相比未缩小之前的行政区划,就可以提供更多的各地点地理可及程度差异的信息,但是这极大地依赖行政区划的选择及其大小。鉴于此,有学者开发了移动搜寻法。

(三) 移动搜寻法

为了将供给、需求、距离等多方面因素考虑进去,学者们做了很多尝试,寻求其他的方法以弥补比例法的缺陷。移动搜索法的早期版本即一步移动搜寻法,是以需求点即居民点为中心搜索一定阈值范围内的供给点,从而计算供求比例。由于该版本没有考虑到供给点的繁忙程度,即存在一个供给点可能服务多个需求点的情况,因此发展了两步移动搜寻法。两步移动搜寻法需要确定阈值范围,事先确定一个可达与不可达的范围边界,只有处于边界内的供需双方才发生作用,并且对于边界内的所有供给者一视同仁。

两步移动搜寻法分别以供给点和需求点为基准,移动搜寻两次。假设以某一区域内的医生作为要分析的医疗卫生资源,运用两步移动搜寻法衡量区域内的居民点对各执业点医生的地理可及性,从而提出医生执业点合理布局建议的具体步骤如下。

第一步,以医生位置(j)为中心,搜寻在阈值时间或距离(d_0)范围内所有居民点(k),计算搜寻区内的医生和人口数之比,记为R_j。第二步,以每个人口点(i)为中心,搜寻阈值时间或距离(d_0)范围内的医生位置(j),将搜寻区内的各医生点的比率R_j加和,得到i点的就医便捷度,用公式表达为

$$A_i = \sum_{j \in \{d_{ij} \leqslant d_0\}} R_j = \sum_{j \in \{d_{ij} \leqslant d_0\}} S_j / \sum_{k \in \{d_{kj} \leqslant d_0\}} P_k$$

其中,S_j为供应点j的供给规模(医生数量),P_k为位置k的人口数(需求量)。

图 6.1 展示了两步移动搜寻法的计算原理。假设每个需求点只有一个居民,每个供给点(十字)只有一名医生。第一步,以每个供给点为中心,d_0(假设为 3 km)为一个搜索范围,计算这个区域内的供需量之比,可以理解为该点医生的繁忙度。比如 A 点的服务范围内有 4 个需求点,则 A 点的繁忙度是 1/4;同理可得 B 点的繁忙度是 1/3。

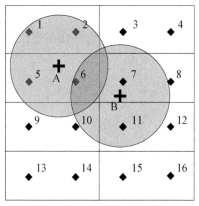

图 6.1 两步移动搜寻法辅助说明图

第二步,从需求点出发,以"6"这个点为例,在距离它 3 km 的范围内,有 A 和 B 两个供给点,则这个居民点的医疗便捷度就是 A 点和 B 点医生繁忙度的相加,即 $1/4+1/3=7/12$,意味着在这个居民点,医生(服务)数量与居民数量之比为 $7/12:1$。

两步移动搜寻法计算所需的数据包括医疗机构医生以及人口分布数据,体现了医疗机构繁忙程度对居民获得医疗服务的方便程度的影响,这弥补了最近距离法单纯以距离衡量居民看病方便程度的缺点。从绘制的地理可及程度分布图来看,与比例法绘制的分布图对比,两步移动搜寻法绘制的分布图颜色变化已在一定程度上实现了渐变,行政区划内也有颜色的变化,也就是两步移动搜寻法表达地理可及程度是连续变化的并且能够计算行政区划内居民点的地理可及程度,实现行政区划内部居民点地理可及程度的阶梯差异,这在一定程度上弥补了比例法把医疗资源辐射服务的连续性通过行政区划割裂开来,无法体现行政区划内各个地点的阶梯差异的缺点。

运用两步移动搜寻法需事先确定阈值范围,即确定一个可达与不可达的范围边界,它假设只有处于边界内的供需双方才发生作用,并且对于边界内的所有供给者一视同仁。实际生活中,可达或不可达的边界是非常模糊的。从学者运用两步移动搜寻法的实践来看,阈值范围的选取并没有固定的标准,有些学者以一定的时间和交通速度计算得到的距离作为阈值范围,有些学者以区域为范围将所有居民点到机构距离的平均值作为阈值范围,有些学者干脆选取几个阈值范围进行敏感度分析而不确定一个单一的值。两步移动搜寻法对阈值范围边界内的所有供给者一视同仁,而实际生活中即使处于边界阈值范围内的供给者对于需求点的影响也随着距离变远对居民点的贡献变小,即在边界范围内的供给点的作用也有强弱的差异,这会掩盖或削弱阈值范围内不同居民点医疗服务地理可及性的差异。

(四) 引力法

引力法又称潜能模型法或重力模型法,源于区域经济学及地理学借鉴万有引力定律对社会、经济空间相互作用的研究。它通过模拟万有引力定律的公式来测量所有居民点上医疗机构(资源)的吸引力累计值,考虑了设施的服务能力、到达设施的距离等因素,同时还考虑了空间衰减和设施周边人口分布。引力法假设,供需双方的作用在医疗服务中体现为居民到医疗机构就诊的潜在可能性,这种可能性随着距离增加而减小,随着需求点的需求增大及供给点的供给能力增大而增大。

其基本公式如下：

$$A_i^G = \sum_{j=1}^{n} \frac{S_j d_{ij}^{-\beta}}{V_j}, \text{其中 } V_j = \sum_{k=1}^{m} D_k d_{kj}^{-\beta}$$

其中，A_i^G 为引力可及性指数，表示 i 点的可及性；n、m 分别为供给点和需求点的总数，S 表示供给，D 表示需求，d 为供给点与需求点之间的距离；β 为出行阻抗也称距离衰减系数。

引力法计算同样使用了医疗机构医生以及人口分布数据，体现了医疗机构繁忙程度对居民获得医疗服务的方便程度的影响，弥补了最近距离法单纯以距离衡量居民看病方便程度的缺点。从绘制的地理可及程度分布图来看，引力法绘制的分布图颜色变化也是渐变的，也能够展示行政区划内各个居民点的地理可及程度，也能够实现行政区划内部居民点地理可及程度的阶梯差异。引力法与比例法相比，不需要事先确定一个区域范围，不存在区域选择的不同而导致的计算结果和解释的改变问题。引力法与两步移动搜寻法相比，不需要事先确定一个阈值范围，它对远近不同的供给点区别对待，距离医疗机构近的居民点可及性更高，距离医疗机构远的居民点可及性更低，从而反映了地理可及程度随距离连续衰减的过程。

但是引力法也有缺陷，首先是参数 β 的确定问题。β 的含义从居民的角度来看，居民到医疗机构就诊的概率随着距离 d 的增加而减小；从医疗机构的角度来看，反映的是医疗机构对居民点医疗服务地理可及程度贡献的大小随着距离 d 的增加而减小。两种情况都可称之为随距离衰减，决定这种距离衰减的曲线形状的参

数是 β，β 值越高，衰减越快。β 值的大小受多种因素的影响,包括地理环境(郊区、市区、农村等)、活动类型以及目的地的类型等,甚至可以说针对每一种具体的供需关系都有一个具体的值。尽管学者们都认为实证研究是确定 β 值的最好方法,但目前文献能检索到的实证研究很少,Giles-Corti、Donovan 在体育锻炼活动中做过研究:公共开放场所的距离衰减系数往往要大于消费场所,像公园之类的公共开放场所 β 为 1.91。而其他大部分研究者都是根据经验或者以其他学者所做的研究及取值做参考为 β 设定一个值,Peeters 等总结之前学者的观点,发现对 β 的取值主要集中于 $[0.9,2.29]$,同时 Peeters 等通过研究认为 β 的取值为 $[1.5,2]$ 对研究结果影响不大。吴建军等研究河南兰考县农村医疗设施空间可达性时取 $\beta=2$;宋正娜等基于潜能模型研究江苏如东县医疗设施空间可达性,王远飞等以上海市浦东新区综合医院为例研究公共设施服务域时,都分别取 $\beta=1$、$\beta=2$;陶海燕等以广州市珠海区为例研究公共医疗卫生服务的空间可达性时,设置 $\beta=1$。引力法的参数 β 取值的实证研究较为缺乏。

引力法的另一个缺点是指标的含义问题。比例法、最近距离法的指标本身都具有实际的意义,引力法计算出来的可及程度指标值不是地点自身的性质,只有在某个特定区域中,各个地点的可及程度值进行比较,才具有解释力,故而只能用于相对比较,比较某特定区域中各个地点的地理可及程度的相对高低。从指标计算的过程来看,两步移动搜寻法与引力法均比最近距离法、比例法复杂。与两步移动搜寻法计算步骤中的中间变量(阈值范围内的人口数、医生人口比)相比,引力法计算步骤中的中间变量(经距离折算的人口数或称人口势能、经距离衰减的医生人口比）的含义解释起来更复杂。

还有一些其他方法，如期望距离法、机会累积法、Huff 模型等，但基本原理都来自上述方法。

通过对卫生资源配置数量的预测方法、医疗卫生资源地理分布的规划布局技术方法进行分析，可以得出以下结论。

第一，由于卫生资源规划的复杂性、地域性和系统性，进行卫生资源规划必须具有跨学科的视角和整体协调统筹的思路。

第二，目前比较成熟的测算卫生资源配置数量和布局规划的方法有很多种，在实际研究和工作中，应当根据不同类型的卫生服务需要量和需求量的特点、影响因素以及预测的目的，在全面了解可选用的方法基础上，结合自身的预测目的、时间和范围以及数据的可得性来选择适宜方法，或者结合多种方法来对卫生规划和资源配置的决策提供支持。

第三，作为应用最为广泛的计算机辅助规划技术，地理信息系统能够利用其对空间数据的收集、储存和处理功能使得很多复杂的系统方法的应用成为可能，在今后的实践中将会得到更多的使用。

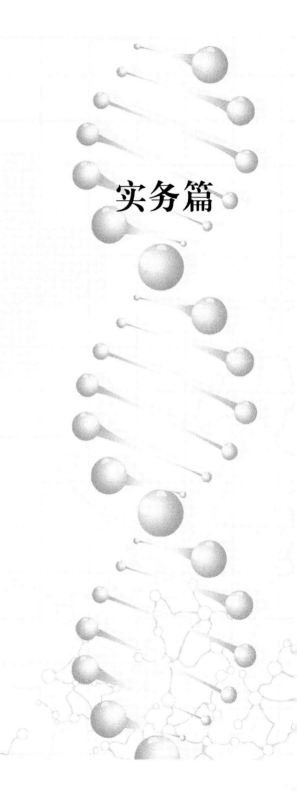

实务篇

第七章　医疗机构的许可准入

　　医疗机构许可准入的法律规范性文件主要有：《医疗机构管理条例》《医疗机构管理条例实施细则》《医疗美容服务管理办法》《健康体检管理暂行规定》《中外合资、合作医疗机构管理暂行办法》《卫生部关于落实内地与香港、澳门〈关于建立更紧密经贸关系的安排补充协议四〉中有关医疗服务事项的通知》(卫医发〔2007〕303 号)、《关于落实内地与香港澳门更紧密经贸关系安排补充协议七有关事项的通知》(卫医政发〔2010〕105 号)、《香港和澳门服务提供者在内地设立独资医院管理暂行办法》(卫医政发〔2010〕109 号)、《台湾服务提供者在大陆设立独资医院管理暂行办法》(卫医政发〔2010〕110 号)、《卫生部、商务部关于香港和澳门服务提供者在内地设立医疗机构有关问题的通知》(卫医政发〔2012〕72 号)、《国家卫生计生委关于调整港澳台服务提供者在内地设置独资医院审批权限的通知》(国卫医发〔2013〕37 号)等。

　　《中华人民共和国行政许可法》第十六条规定："地方性法规可以在法律、行政法规设定的行政许可事项范围内，对实施该行政许可作出具体规定。规章可以在上位法设定的行政许可事项范围内，对实施该行政许可作出具体规定。"《医疗机构管理条例》第十一条第(二)项规定:"床位在 100 张以上的医疗机构和专科医院按照省级人民政府卫生行政部门的规定申请。"《医疗机构管理条例实施细则》第十二条、第十三条、第二十条、第二十五条、第二十七条、第二十八条、第四十二条,把省级卫生行政部门规定的情形作为不得申请设置医疗机构、个人在城市设置诊所所需具备条件、不予批准的医疗机构设计、执业登记需提交的材料、对医疗机构执业申请不予登记、医疗机构执业登记事项,以及医疗机构不得使用的名称的情形或内容之一。根据上述法律法规规章,各省级人大或政府大多制定有《医疗机构管理条例》的实施办法或细化规定,这些地方性法规或规章也是所在区域医疗机构许可准入的法律依据。

一、设置审批和执业登记

我国《医疗机构管理条例》(1994 年 2 月 26 日中华人民共和国国务院令第 149 号发布,自 1994 年 9 月 1 日起施行)第九条规定:"单位或者个人设置医疗机构,必须经县级以上地方人民政府卫生行政部门审查批准,并取得设置医疗机构批准书。"第十五条规定:"医疗机构执业,必须进行登记,领取《医疗机构执业许可证》。"根据该条例,医疗机构从筹备到开业,就机构资质,需经过两次卫生行政部门的审批,第一次是在设置筹备的时候,要进行设置审批;第二次是在筹备完成,开业之前,要进行执业登记。

(一) 在设置筹备阶段,设置审批的程序和要求

(1) 办理部门。不设床位或者设置床位数小于 100 张的医

机构,向所在地的县级卫生行政部门申请设置审批;设置床位在100张及以上的医疗机构和专科医院向所在地的省级卫生行政部门或省级卫生行政部门规定的下级卫生行政部门申请设置审批。

（2）提交材料。需提交设置申请书、设置可行性研究报告、选址报告和建筑设计平面图。

可行性研究报告应包括的内容有：申请单位或申请人的基本情况；所在地区的人口和经济社会发展概况；人群健康状况和疾病患病率；所在地区已有医疗资源分布情况和医疗服务需求分析；拟设医疗机构的名称、选址、功能、任务、服务半径；拟设医疗机构的服务方式、时间、诊疗科目和床位编制；拟设医疗机构的组织结构、人员配备；拟设医疗机构的仪器、设备配备；拟设医疗机构与服务半径区域内其他医疗机构的关系和影响；拟设医疗机构的污水、污物处理方案；拟设医疗机构的通信、供电、上下水道、消防设施情况；资金来源、投资方式、投资总额、注册资金（资本）；拟设医疗机构的投资预算；拟设医疗机构五年内的成本效益预测分析等。申请设置门诊部、诊所、卫生所、医务室、卫生保健所、卫生站、村卫生室（所）、护理站等医疗机构的,根据情况适当简化设置可行性研究报告内容。

选址报告应包括的内容有：选址的依据；选址所在地的环境和公用设施情况；选址与周围托幼机构、中小学校、食品生产经营单位布局的关系；占地和建筑面积。

（3）申请人资质要求。不得申请设置医疗机构的情形有：不能独立承担民事责任的单位；正在服刑或者不具有完全民事行为能力的个人；医疗机构在职、因病退职或者停薪留职的医务人员；

发生二级以上医疗事故未满五年的医务人员;因违反有关法律、法规和规章,已被吊销执业证书的医务人员;被吊销医疗机构执业许可证的医疗机构法定代表人或者主要负责人;省、自治区、直辖市政府卫生行政部门规定的其他情形。以上凡是针对自然人的情形,该自然人也不得担任医疗机构的主要负责人或法定代表人。

申请在城市设置诊所的个人,必须具备的条件包括:取得医师执业证书;取得医师执业证书或者医师职称后,从事5年以上同一专业的临床工作;省、自治区、直辖市卫生行政部门规定的其他条件。在乡镇和村设置诊所的个人的条件,按照省级卫生行政部门的规定。

地方各级人民政府设置医疗机构,由政府指定或者任命的拟设医疗机构的筹建负责人申请;法人或者其他组织设置医疗机构,由其代表人申请;个人设置医疗机构,由设置人申请;两人以上合伙设置医疗机构,由合伙人共同申请。

(4)审查重点。是否符合当地的《医疗机构设置规划》;申请人资质是否符合要求;医疗机构的建筑设计是否符合国家规定的医疗机构建筑规范、医疗机构设计标准以及国家其他有关规定和标准。

(5)法律效力。相对人取得卫生行政部门医疗机构设置审批同意的,可以在有效期内申请办理医疗机构执业登记。

(二) 在开业之前,执业登记的程序和要求

(1)办理部门。医疗机构的执业登记,由批准其设置的卫生行政部门办理。

（2）提交材料。填写医疗机构申请执业登记注册书,并需提交设置医疗机构批准书或者设置医疗机构备案回执、医疗机构用房产权证明或者使用证明、医疗机构建筑设计平面图、资产评估报告、医疗机构规章制度、医疗机构法定代表人或者主要负责人以及各科室负责人名录和有关资格证书、执业证书复印件,以及省级卫生行政部门规定提交的其他材料。

申请门诊部、诊所、卫生所、医务室、卫生保健所和卫生站登记的,还应当提交附设药房(柜)的药品种类清单、卫生技术人员名录及其有关资格证书、执业证书复印件以及省级卫生行政部门规定提交的其他材料。

（3）准予批准的条件。获得执业登记必须同时满足的条件有:依法获得设置医疗机构批准书,并在有效期内提出医疗机构执业登记申请;符合医疗机构的基本标准;有适合的名称、组织机构和场所;有与其开展的业务相适应的资金、仪器设备、卫生技术人员以及通信、供电、上下水道等必要设施;有相应的规章制度;能够独立承担民事责任;审批申请提交的资料和程序符合国家及地方相关规定。

不予执业登记的情形有:不符合设置医疗机构批准书核准的事项;不符合医疗机构基本标准;投资不到位;新建项目无法提供竣工验收材料(含污水处理、消防验收);医疗机构用房不能满足诊疗服务功能;通信、供电、上下水道等公共设施不能满足医疗机构正常运转;医疗机构规章制度不符合要求;消毒、隔离和无菌操作等基本知识和技能的现场抽查考核不合格;医疗机构或者业务科室名称不符合要求;不符合诊疗科目或业务科室设置要求等。

（4）法律效力。获得医疗机构执业登记审批的，可以在登记注册地从事医疗执业活动。

二、外资或港澳台资设置医疗机构的有关规定

外资或港澳台资医疗机构的设置登记，除了需满足医疗机构设置、登记的通用要求外，还需符合若干专项规章、文件的规定。

按照《中外合资、合作医疗机构管理暂行办法》（中华人民共和国卫生部、中华人民共和国对外贸易经济合作部令第 11 号，自 2000 年 7 月 1 日起施行），外资不能设置独资医疗机构，只能与中国内地的医疗机构、公司、企业和其他经济组织合资、合作申请设置医疗机构。

香港特区、澳门特区、台湾地区的投资者可以设置合资、合作医疗机构，也可以设置独资医疗机构；港澳台资申请设置合资、合作医疗机构的，参照《中外合资、合作医疗机构管理暂行办法》执行；港澳台资申请设置独资医疗机构的，按照《香港和澳门服务提供者在内地设立独资医院管理暂行办法》（卫医政发〔2010〕109 号）、《台湾服务提供者在大陆设立独资医院管理暂行办法》（卫医政发〔2010〕110 号）、《卫生部商务部关于香港和澳门服务提供者在内地设立医疗机构有关问题的通知》（卫医政发〔2012〕72 号）等执行。

（一）外资或港澳台资申请设置合资、合作医疗机构

（1）办理部门。经医疗机构所在地设区的市级卫生行政部门

初审后,报省级卫生行政部门审批。经省级卫生行政部门批准后,申请人按照有关法律、法规再向相应的商务主管部门提出申请。

(2) 提交材料。申请人向设区的市级卫生行政部门提交的材料有:设置医疗机构申请书;合资、合作双方法人代表签署的项目建议书及合资、合作医疗机构设置可行性研究报告;合资、合作双方各自的注册登记证明(复印件)、法定代表人身份证明(复印件)和银行资信证明;如涉及国有资产投资的,应有国有资产管理部门对拟投入国有资产的评估报告确认文件。

申请人在获得卫生行政部门设置许可后,向商务主管部门提交的材料有:设置申请申报材料及批准文件;由合资、合作各方法定代表人或授权代表签署的合同、机构章程;拟设医疗机构董事会成员名单及合资、合作各方董事委派书;市场监督部门出具的机构名称预先核准通知书。

(3) 批准的条件。一是必须满足有关医疗机构设置的普适性的要求(包括能够独立承担民事责任、符合医疗机构设置规划、符合医疗机构设置标准);二是合资、合作双方应具有直接或间接从事医疗卫生投资与管理的经验;三是能够提供国际先进的医疗机构管理经验和服务模式,或能够提供具有国际领先水平的医学技术和设备,或可以补充或改善当地在医疗服务能力和技术、资金、设施方面的不足;四是除内资外的另一方非港澳资的,投资总额不得低于 2 000 万元人民币,另一方为港澳资的,投资总额不得低于 1 000 万元人民币(若设在广东省,则投资总额不作限制);五是内资在合资、合作医疗机构中所占的股权比例或权益不得低于 30%,但若一方为港澳资,合资比例不作限制;六是合资、合作期限不超过 20 年;七是合资、合作的内资方以国有资产参与投资(包括作价出资或作为合作条件),应当经相应主管部门批准,并按国有资产评估管理有关规定,由省级以上国有资产管理部门确认的评估机构对拟投入国有资产进行评估。以上七项条件必须同时得到满足。

(4)法律效力。获得省级卫生健康部门设置审批同意的,可以在有效期内按照《医疗机构管理条例》和《医疗机构管理条例实施细则》规定的程序和要求,申请办理医疗机构执业登记。

(二)港澳台资申请设置独资医院

(1)办理部门。港澳台服务提供者在内地设置独资医院,经医院所在地设区的市级卫生行政部门初审后,报省级卫生计生行政部门审批。

申请设置营利性医院的,申请人在获得卫生行政部门设置许可后,还应当按照有关法律、法规的规定向商务主管部门提出申请,获得外商投资企业批准证书。

申请设置非营利性医院的,申请人在获得卫生行政部门设置许可后,还应当通过商务部外商投资审批管理系统网站填写外商投资非营利性医疗机构备案表,并到商务主管部门办理备案。

(2)提交材料。向卫生行政部门提交的申请材料有:设置医疗机构申请书;项目建议书;可行性研究报告;港澳台服务提供者证明;法人注册登记证明(复印件)、法定代表人身份证明(复印件)和银行资信证明;项目选址报告、项目土地使用租赁证明、项目建筑平面图;港澳台服务提供者能够提供国际先进医院管理经验、管理模式和服务模式或具有国际领先水平医学技术的证明材料。

如果举办营利性机构,获得卫生行政部门设置许可后,向商务主管部门提交的材料有:设置审批申请材料;卫生行政部门的批准文件;医院章程;医院法定代表人或董事会人选名单;市场监督管理部门出具的机构名称预先核准通知书。

如果举办非营利性机构,获得卫生行政部门设置许可后,向商务主管部门提交的备案材料有:外商投资非营利性医疗机构备案表打印版(经签章);卫生部门的设置许可文件(复印件)。

(3)批准条件。一是必须满足有关医疗机构设置的普适性的要求(包括申请人是能够独立承担民事责任的法人、符合医疗机构设置规划、符合医疗机构设置标准)。二是申请人具有直接或间接从事医疗卫生投资与管理的经验。三是申请人能够提供先进的医院管理经验、管理模式和服务模式,或者能够提供具有国际领先水平的医学技术。四是设立的港澳台独资医院必须是独立的法人,符合二级以上医院基本标准,三级医院投资总额不低于 5 000 万元人民币,二级医院投资总额不低于 2 000 万元人民币,在老、少、边、穷地区设置的港澳台独资医院,投资总额要求可以适当降低。

(4)法律效力。获得省级卫生行政部门设置审批同意的,可以在有效期内按照《医疗机构管理条例》和《医疗机构管理条例实施细则》规定的程序和要求,申请办理医疗机构执业登记。

(三)香港、澳门服务提供者申请在内地开设个体诊所

(1)办理部门。向拟设置诊所所在地的设区的市级卫生行政部门申请,初审后报省级卫生行政部门审批。

（2）提交材料。内地医师资格证书（原件及复印件）；经香港医务委员会、香港牙医管理委员会、香港中医药管理委员会或澳门卫生局认定的香港、澳门执业证明或执照/注册证明书（原件及复印件）；经内地或香港、澳门保险机构出具的承保范围包括内地的医疗责任保险证明（原件）；由香港医务委员会、香港牙医管理委员会、香港中医药管理委员会或澳门卫生局出具的香港、澳门专业操守/良好声誉证明书（原件），或内地设区的市级以上卫生行政部门出具的执业经历证明（原件）及医师执业证书（复印件）；《医疗机构管理条例》及其实施细则所规定提交的材料。

（3）批准条件。一是申请人为香港、澳门永久性居民；二是申请人已取得内地医师资格证书（临床、中医、口腔类别的执业医师）；三是申请人具有香港、澳门合法行医权，在香港、澳门执照行医满 5 年，或在两地连续行医时间合计满 5 年，或者申请人在内地从事同一专业临床工作连续 5 年以上；四是 1 名香港或澳门服务提供者在内地只能开设 1 所个体诊所，由其本人全资举办，并担任该个体诊所的负责人；五是在内地开设个体诊所的香港、澳门服务提供者应在该个体诊所注册并执业；六是香港、澳门服务提供者开办个体诊所，申请的诊疗科目应与其本人在内地和港澳的执业范围相符合；七是个体诊所原则上不得聘用其他执业医师，因医疗服务必需，可聘用 1~2 名与开设个体诊所的香港、澳门服务提供者执业范围相同的执业医师（内地居民）参与工作，个体诊所根据医疗服务需要，可聘用适当数量的内地注册护士。以上七项条件需同时得到满足。

三、医疗机构的名称核准

医疗机构名称核准是医疗机构设置审批的一个环节,其依据是《医疗机构管理条例》第十六条第三项、《医疗机构管理条例实施细则》第四章和《卫生部关于进一步规范医疗机构命名有关问题的通知》(卫医发〔2006〕第 433 号)。

(1)办理部门。国家卫生行政主管部门负责核准以下医疗机构名称:①含有外国国家(地区)名称及其简称、国际组织名称的;②含有"中国""全国""中华""国家"等字样以及跨省地域名称的;③各级地方人民政府设置的医疗机构的识别名称中不含有行政区划名称的。

以"中心"作为医疗机构通用名称的医疗机构名称,由省级以上卫生行政部门核准;在识别名称中含有"中心"字样的医疗机构名称的核准,由省、自治区、直辖市卫生行政部门规定。

(2)提交材料。办理人员身份证明、设置申请单位的基本情况证明、医疗机构名称申请核定表、设置医疗机构申请书、设置医疗机构审核意见表。

(3)批准条件。医疗机构的名称由识别名称和通用名称依次组成。

通用名称以医院、中心卫生院、卫生院、疗养院、妇幼保健院、门诊部、诊所、卫生所、卫生站、卫生室、医务室、卫生保健所、急救中心、急救站、临床检验中心、防治院、防治所、防治站、护理院、护理站、中心以及国家卫生行政主管部门规定或者认可的其他名称为限。

识别名称可以是：地名、单位名称、个人姓名、医学学科名称、医学专业和专科名称、诊疗科目名称和核准机关批准使用的名称，上述识别名称可以合并使用。

名称必须名副其实，必须与医疗机构类别或者诊疗科目相适应。各级地方人民政府设置的医疗机构的识别名称中应当含有省、市、县、区、街道、乡、镇、村等行政区划名称，其他医疗机构的识别名称中不得含有行政区划名称。国家机关、企业和事业单位、社会团体或者个人设置的医疗机构的名称中应当含有设置单位名称或者个人的姓名。有"中心"字样的医疗机构名称必须同时含有行政区划名称或者地名。

医疗机构名称含有外国国家（地区）名称及其简称、国际组织名称的，应当符合以下条件：①医疗机构的设置或命名具有中国政府与其他国家政府友好合作协议或技术合作协议背景；②医疗机构的设置或命名具有中国政府同意与国际组织友好合作或技术合作项目背景；③医疗机构的设置或命名具有中国政府指定的国际多边或双边诊疗服务业务项目背景；④具有历史沿革的习惯名称。

医疗机构名称不得有损于国家、社会或者公共利益；不得侵犯他人利益；不得以外文字母、汉语拼音组成；不得以医疗仪器、药品、医用产品命名；不得使用含有"疑难病""专治""专家""名医"或者同类含义文字的名称以及其他宣传或者暗示诊疗效果的名称；不得超出登记的诊疗科目范围。除专科疾病防治机构以外，医疗机构不得以具体疾病名称作为识别名称，确有需要的由省、自治区、直辖市卫生行政部门核准。除以上禁止事项外,省级以上卫生行政部门还可以对医疗机构不得使用的名称作出其他规定。

(4)法律效力。相对人取得医疗机构名称核准,可以申请办理设置医疗机构批准书或变更医疗机构执业许可证登记的名称。

四、办理医疗机构设置和执业其他需要知晓的事宜

随着卫生信息化的发展、医疗新业态的出现和政府职能转变的推进,医疗机构的准入也出现了一些新的趋势。

(一)规范互联网医疗准入

2018年7月17日,国家卫生健康委印发《互联网医院管理办法(试行)》,将互联网医院主要类型分为两类:一类是指实体医疗机构设置,经审批后可在其医疗机构执业许可证上将互联网医院作为第二名称登记,法律责任主体仍为实体医疗机构。另一类是第三方机构依托实体医疗机构独立设置的互联网医院,经审批后发放新的医疗机构执业许可证,互联网医院独立承担法律责任,第三方机构与实体医疗机构通过协议、合同等方式明确各方在医疗服务、信息安全、隐私保护、医疗风险和责任分担等方面的责、权、利。互联网医院开展的诊疗服务应当符合实体机构或依托实体医疗机构的功能定位,只能开展常见病和慢性病患者随访和复诊、家庭医生签约服务。

互联网医院的准入分为三种情况。

(1)已经取得医疗机构执业许可证的实体医疗机构拟建立互

联网医院,将互联网医院作为第二名称的,应当向其医疗机构执业许可证发证机关提出增加互联网医院作为第二名称的申请,申请所提交的材料有:医疗机构法定代表人或主要负责人签署同意的申请书,提出申请增加互联网医院作为第二名称的原因和理由;与省级互联网医疗服务监管平台对接情况;如果与第三方机构合作建立互联网医院,应当提交合作协议;登记机关规定提交的其他材料。

(2)依托实体医疗机构独立设置互联网医院的,应当向其依托的实体医疗机构执业登记机关提出设置申请,申请所提交的材料有:设置申请书;设置可行性研究报告,可根据情况适当简化报告内容;所依托实体医疗机构的地址;申请设置方与实体医疗机构共同签署的合作建立互联网医院的协议书。在取得设置医疗机构批准书后按照有关规定申请执业登记。

(3)新申请设置实体医疗机构的同时拟将互联网医院作为第二名称的,应当在设置申请书中注明,并在设置可行性研究报告中写明建立互联网医院的有关情况。如果与第三方机构合作建立互联网医院信息平台,应当提交合作协议。

互联网医院的命名应当符合有关规定,并满足以下要求:实体医疗机构独立申请互联网医院作为第二名称,应当包括"本机构名称+互联网医院";实体医疗机构与第三方机构合作申请互联网医院作为第二名称,应当包括"本机构名称+合作方识别名称+互联网医院";独立设置的互联网医院,名称应当包括"申请设置方识别名称+互联网医院"。实体医疗机构自行或者与第三方机构合作搭建信息平台,使用在本机构和其他医疗机构注册的医师开展互联网诊疗活动的,应当申请将互联网医院作为第二名称。实体医疗机构仅使用在本机构注册的医师开展互联网诊疗活动的,可以申请将互联网医院作为第二名称。

合作建立的互联网医院,合作方发生变更或出现其他合作协议失效的情况时,需要重新申请设置互联网医院。

(二)准入程序得到简化

近年出台的有关程序简化的典型举措有医疗机构的"两证合一"、中医诊所和养老机构内设医疗机构设置审批改为备案管理等。可以预期,医疗卫生领域准入程序简化的举措还将不断推出。

(1)二级及以下医疗机构的设置审批与执业登记"两证合一"。2018年6月15日,国家卫生健康委员会下发《关于进一步改革完善医疗机构、医师审批工作的通知》(国卫医发〔2018〕19号),规定除三级医院、三级妇幼保健院、急救中心、急救站、临床检验中心、中外合资合作医疗机构、港澳台独资医疗机构外,举办其他医疗机构的,相关行政主管部门不再核发设置医疗机构批准书,仅在执业登记时发放医疗机构执业许可证。相关行政主管部门受理医疗机构执业登记申请后,应当通过适当途径和方式,对申请登记的医疗机构基本情况进行公示,并按照《医疗机构管理条例实施细则》的规定进行审核,经审核合格的,发给医疗机构执业许可证。

按照国家规定,设立医疗机构,需要投资方提交申请材料,经卫生行政部门审核获得设置医疗机构批准书后,开始建设医疗机构。在建设完成从事医疗执业活动前,投资方再申请办理执业登记手续,经卫生行政部门审查获得医疗机构执业许可证后,方可对外执业。由于医疗机构有一定的建筑设计要求,包括环保、消防、消毒隔离、污水污物处理、空调系统等,"两证合一"后,设置审批环节取消,不少地区采取了"事前指导—批准公示—审核审查—执业登记"方法,即所在县级卫生行政部门向投资者提供指导服务,组织对拟设社会办医疗机构符合医疗机构设置规划、医疗机构基本标准情况提出指导意见;组织对申报资料进行审查,并组织专家进行现场审核,重点对医疗机构科室设置、仪器设备、基本设施以及执业人员资质、基本知识和技能等进行抽查。经审核审查符合条件的,予以登记并核发医疗机构执业许可证。

(2)对中医诊所实施备案管理。中医诊所是诊所的一个类别,但又比较特别,中医自古以来以诊所、个体行医和坐堂医见长。2017年7月1日施行的《中医药法》第十四条规定,"举办中医诊所的,将诊所的名称、地址、诊疗范围、人员配备情况等报所在地县级人民政府中医药主管部门备案后即可开展执业活动"。

2017年9月22日,国家卫生计生委发布《中医诊所备案管理暂行办法》,其第六条规定了中医诊所备案应提交的材料,包括:《中医诊所备案信息表》;中医诊所主要负责人有效身份证明、医师资格证书、医师执业证书;其他卫生技术人员名录、有效身份证明、执业资格证件;中医诊所管理规章制度;医疗废物处理方案、诊所周边环境情况说明;消防应急预案;法人或者其他组织举办中医诊所的,还应当提供法人或者其他组织的资质证明、法定代表人身份证明或者其他组织的代表人身份证明。

《中医药法》出台前,中医诊所的审批程序和其他所有医疗机构相同,出台后,审批程序大幅度简化。《中医诊所备案管理暂行办法》第八条规定,县级中医药主管部门收到备案材料后,对材料齐全且符合备案要求的予以备案,并当场发放中医诊所备案证;材料不全或者不符合备案要求的,应当当场或者在收到备案材料之日起5日内一次性告知备案人需要补正的全部内容。

虽然程序简化了,但举办中医诊所的资质要求并没有放松。《中医诊所备案管理暂行办法》第五条规定,举办中医诊所应同时具备的条件包括:①个人举办中医诊所的,应当具有中医类别医师资格证书并经注册后在医疗、预防、保健机构中执业满3年,或者具有中医(专长)医师资格证书,法人或者其他组织举办中医诊所的,诊所主要负责人应当符合上述要求;②符合《中医诊所基本标准》;③中医诊所名称符合《医疗机构管理条例实施细则》的相关规定;④能够独立承担民事责任;⑤《医疗机构管理条例实施细则》规定不得申请设置医疗机构的单位和个人,不得举办中医诊所。

(3)对养老机构内设医疗机构实施备案管理。2017年8月8日,原国家卫生计生委下发《关于深化"放管服"改革激发医疗领域投资活力的通知》(国卫法制发〔2017〕43号),提出"取消养老机构内设诊所的设置审批,实行备案制"。2017年11月8日,国家卫生计生委办公厅发布《关于养老机构内部设置医疗机构取消行政审批实行备案管理的通知》,明确"养老机构内部设置诊所、卫生所(室)、医务室、护理站等医疗机构,取消行政审批,实行备案管理"。该文件还明确了养老机构内部设置诊所、卫生所(室)、医务室、护理站所要遵循的基本标准依据,内设诊所、卫生所(室)的基本标准按照《卫生部关于印发〈诊所基本标准〉的通知》(卫医政发〔2010〕75号)执行,内设医务室、护理站的基本标准按照《国家卫生计生委办公厅关于印发〈养老机构医务室基本标准（试行）〉和〈养老机构护理站基本标准（试行）〉的通知》（国卫办医发〔2014〕57号）执行。

文件明确由机构所在地的县级卫生行政部门备案，养老机构需提交设置单位或其主管部门设置医疗机构的决定和备案书。卫生行政部门在收到备案材料后，如材料齐全并符合规定的，在10个工作日内发放医疗机构执业许可证，材料不全或不符合要求的，应在5个工作日内一次性告知需补正的全部材料和内容。

（4）在自贸区内对诊所实施备案管理。2019年11月29日，国家卫生健康委发布《国家卫生健康委关于印发自由贸易试验区"证照分离"改革卫生健康事项实施方案的通知》（国卫法规发〔2019〕62号），正式启动在各自由贸易区内对诊所实施备案管理的试点工作。自由贸易试验区不对诊所设置进行规划限制，将诊所设置审批和执业登记改为备案管理。举办诊所的，报所在地县（区）级卫生行政部门备案；跨行政区域经营的连锁化、集团化诊所由上一级卫生行政部门统一备案，其中跨省级行政区域经营的由所在省份卫生行政部门分别备案。同时，文件对诊所的标准和鼓励开办的方向进行了限定。尽管目前诊所备案只在自贸区内实施，但可以预期该政策很有可能全面推开。

第八章 医务人员的许可准入

医务人员主要有三类,即医生、护士和医技人员。对医生的准入主要遵循《执业医师法》《医师执业注册管理办法》。对护士的准入主要遵循《护士条例》《护士执业注册管理办法》。

对医技人员,如药师、医学检验人员等,我国法律法规并没有规定严格意义上的行政许可,一般而言,医疗机构将是否取得专业技术任职资格(职称)作为医技人员独立上岗的条件。但有两项例外,一是香港、澳门医技人员短期执业适用《香港和澳门特别行政区医疗专业技术人员在内地短期执业管理暂行规定》;二是从事放射诊疗的医技人员需取得放射工作人员证,其依据是《放射工作人员职业健康管理办法》(中华人民共和国卫生部令第55号)第六条。

一、医生执业许可

(一) 医生资格考试

我国实行医师资格考试制度。医师资格考试分为执业医师资格考试和执业助理医师资格考试。考试类别分为临床、中医(包括中医、民族医、中西医结合)、口腔、公共卫生四类。考试方式分为实践技能考试和医学综合笔试。

（1）组织部门。医师资格考试实行国家统一考试，每年举行一次。考试时间由国家卫生主管部门医师资格考试委员会确定，提前3个月向社会公告。由省级以上人民政府卫生行政部门组织实施医师资格考试。申请参加医师资格考试的人员，应当在公告规定期限内，到户籍所在地的考点办公室报名。

（2）报考条件。参加执业医师资格考试的条件有：具有高等学校医学专业本科以上学历的，要求在执业医师指导下，在医疗、预防、保健机构中试用期满一年；具有高等学校医学专科学历的，要求在取得执业助理医师执业证书后，在医疗、预防、保健机构中工作满2年；具有中等专业学校医学专业学历的，要求在取得执业助理医师执业证书后，在医疗、预防、保健机构中工作满5年。

参加执业助理医师资格考试的条件为：具有高等学校医学专科学历或者中等专业学校医学专业学历，在执业医师指导下，在医疗、预防、保健机构中试用期满一年的。

以师承方式学习传统医学满3年或者经多年实践医术确有专长的，经县级以上人民政府卫生行政部门确定的传统医学专业组织或者医疗、预防、保健机构考核合格并推荐，可以参加执业医师资格或者执业助理医师资格考试。

（3）法律效力。医师资格考试成绩合格，取得医师资格证书后可申请医师执业注册。

（二）医师执业注册

医师资格考试合格取得证书后，并不能自然地上岗从业，而是要经执业注册后才能执业。《医师执业注册管理办法》第五条规定：凡取得医师资格的，均可申请医师执业注册。

（1）办理部门。由核发医疗机构执业许可证的卫生行政部门负责该医疗、预防、保健机构医师的执业注册。

（2）提交材料。申请医师执业注册需提交的材料有：医师执业注册申请审核表，医疗、预防、保健机构的聘用证明，以及省级以上卫生行政部门规定的其他材料。

获得医师资格后2年内未注册者、中止医师执业活动2年以上或者原不予注册的情形消失的医师申请注册时，还应当提交在省级以上卫生行政部门指定的机构接受连续6个月以上的培训，并经考核合格的证明。

（3）批准条件。首次注册的批准条件是：取得执业医师资格或者执业助理医师资格，医疗、预防、保健机构同意聘用。如获得医师资格后2年内未注册者，还应在卫生行政部门指定的机构接受连续6个月以上的培训并经考核合格。但申请人有下列情形之一的，不予注册：不具有完全民事行为能力的；因受刑事处罚，自刑罚执行完毕之日起至申请注册之日止不满2年的；甲类、乙类传染病传染期、精神疾病发病期以及身体残疾等健康状况不适宜或者不能胜任医疗、预防、保健业务工作的；在医师资格考试中参与有组织作弊的；有国家卫生主管部门规定的不宜从事医疗、预防、保健业务的其他情形的。

重新注册的批准条件是：医师执业证书被注销或吊销，经培训合格，且医疗、预防、保健机构同意聘用。但申请人有下列情形之一的，不予注册：不具有完全民事行为能力的；因受刑事处罚，自刑罚执行完毕之日起至申请注册之日止不满 2 年的；受吊销医师执业证书行政处罚，自处罚决定之日起至申请注册之日止不满 2 年的；甲类、乙类传染病传染期、精神疾病发病期以及身体残疾等健康状况不适宜或者不能胜任医疗、预防、保健业务工作的；重新申请注册，经考核不合格的；在医师资格考试中参与有组织作弊的；被查实曾使用伪造医师资格或者冒名使用他人医师资格进行注册的；有国家卫生主管部门规定的不宜从事医疗、预防、保健业务的其他情形的。

（4）法律效力。医师经注册后，可以在医疗、预防、保健机构中按照注册的执业类别、执业范围，从事相应的医疗、预防、保健业务。

（三）医师多点执业备案

《医师执业注册管理办法》是医师开展多点执业的最主要的法律依据，其第七条规定，执业医师注册时的执业地点是所执业机构所在地的省级行政区划；第十条规定，在同一执业地点多家机构执业的医师，应当确定一个机构作为其主要执业机构，并向批准该机构执业的卫生计生行政部门申请注册；对于拟执业的其他机构，应当向批准该机构执业的卫生计生行政部门分别申请备案，注明所在执业机构的名称。

（1）办理部门。医师开展多点执业，应确定一个机构作为主要执业机构，办理执业注册。在同一省份的其他机构多点执业的，应当向批准该机构执业的卫生行政部门申请多点执业备案。

（2）提交材料。医师多机构备案审核表、医师执业证书、医疗机构执业许可证副本。

（3）批准条件。多机构执业备案准予批准的条件是：医师在同一省份的其他医疗机构内执业；医疗、预防、保健机构同意。

（4）法律效力。医师经注册后，可以在医疗、预防、保健机构中按照注册的执业地点、执业类别、执业范围执业，从事相应的医疗、预防、保健业务。

二、护士执业许可

按照《护士条例》第七条，护士执业应当经执业注册取得护士执业证书。凡是取得护理专业技术资格，受聘于医疗机构的护理人员，均可申请护士执业注册。

护士执业资格考试与护理专业初级（士）考试并轨，其依据是《护士执业资格考试办法》（卫生部令第74号）。通过考试取得的资格代表了相应级别技术职务要求的水平与能力，既是护士执业注册的条件，也是各单位聘任相应技术职务的依据。

（1）办理部门。由核发医疗机构执业许可证的卫生行政部门负责该医疗、预防、保健机构护士的执业注册。

（2）提交材料。护士执业注册申请审核表、申请人身份证明、申请人学历证书及专业学习中的临床实习证明、护士执业资格考试成绩合格证明，以及省、自治区、直辖市人民政府卫生行政部门指定的医疗机构出具的申请人6个月内健康体检证明、医疗卫生机构拟聘用的相关材料。

护士执业注册申请，应当自通过护士执业资格考试之日起3

年内提出。逾期提出申请的,还需提交在省级卫生行政部门规定的教学、综合医院接受 3 个月临床护理培训并考核合格的证明。

（3）批准条件。一是具有完全民事行为能力;二是在中等职业学校、高等学校完成国务院教育主管部门和国家卫生主管部门规定的普通全日制 3 年及以上的护理、助产专业课程学习,包括在教学、综合医院完成 8 个月及以上护理临床实习,并取得相应学历证书;三是通过国家卫生主管部门组织的护士执业资格考试;四是符合国家卫生主管部门规定的健康标准(包括无精神病史,无色盲、色弱、双耳听力障碍,无影响履行护理职责的疾病、残疾或者功能障碍)。

护士执业注册申请,应当自通过护士执业资格考试之日起 3 年内提出;否则,还需在符合国家卫生主管部门规定条件的医疗卫生机构接受 3 个月临床护理培训并考核合格。

（4）法律效力。护士经执业注册取得护士执业证书后,方可按照注册的执业地点从事护理工作。未经执业注册取得护士执业证书者,不得从事诊疗技术规范规定的护理活动。

三、外籍或港澳台人员从业的有关规定

外籍或港澳台人员从事医疗或医疗相关的活动,均需获得许可。有三种途径,一是通过医师资格考试并获得医师执业注册,我国香港、澳门和台湾地区的人士和外籍人士只要符合医师资格考试的特定报名条件,均可以参加临床、口腔、中医类医师资格考试,通过获得资格证书,申请执业注册;二是取得医师资格认定后申请

医师执业注册,主要适用于港澳台医师;三是申请短期执业。

(一)香港和澳门特别行政区医师获得内地医师资格认定

香港、澳门医师符合条件的,可申请内地医师资格认定,其依据是《香港和澳门特别行政区医师获得内地医师资格认定管理办法》(卫医政发〔2009〕33号)。

(1)办理部门。省级卫生行政部门负责香港、澳门特别行政区医师申请内地医师资格认定的受理、审核和认定工作。

(2)提交材料。一是申请审核表;二是香港和澳门特别行政区永久性居民身份证明材料;三是与拟申请医师资格类别相应的医学专业学历证明;四是香港和澳门特别行政区行医执照或者行医权证明;五是与拟申请医师资格类别相应的香港和澳门特别行政区专科医师执照或者专科医师资格证明;六是香港和澳门特别行政区相关医疗机构的在职证明或者执业登记证明;七是执业期内无不良行为记录的证明;八是无刑事犯罪记录的证明。除申请审核表外,其他材料必须经过香港和澳门特别行政区公证机关的公证。

(3)批准条件。2007年12月31日前已取得香港和澳门特别行政区合法行医资格满5年的香港和澳门特别行政区永久性居民;具有香港和澳门特别行政区专科医师资格证书;在香港和澳门特别行政区医疗机构中执业;符合《执业医师法》及其有关规定的要求。

(4)法律效力。香港和澳门特别行政区医师获得内地医师资格认定并取得医师资格证书后,可申请医师执业注册。

（二）台湾地区医师获得大陆医师资格认定

台湾地区医师符合条件的，可申请大陆医师资格认定，其依据是《台湾地区医师获得大陆医师资格认定管理办法》（卫医政发〔2009〕32 号）。

（1）办理部门。省级卫生行政部门负责台湾地区医师申请大陆医师资格认定的受理、审核和认定工作。

（2）提交材料。一是申请审核表；二是台湾地区永久性居民身份证明材料；三是与拟申请医师资格类别相应的医学专业学历证明；四是台湾地区行医执照或者行医权证明；五是与拟申请医师资格类别相应的台湾地区专科医师执照或者专科医师资格证明；六是台湾地区相关医疗机构的在职证明或者执业登记证明；七是执业期内无不良行为记录的证明；八是无刑事犯罪记录的证明。除申请审核表外，其他材料必须经过台湾地区公证机关的公证。

（3）批准条件。2007 年 12 月 31 日前已取得台湾地区合法行医资格满 5 年的台湾地区永久性居民；具有台湾地区专科医师资格证书；在台湾地区医疗机构中执业；符合《执业医师法》及其有关规定的要求。

（4）法律效力。台湾地区医师获得大陆医师资格认定并取得医师资格证书后，可申请医师执业注册。

（三）港澳医务人员短期执业许可

香港、澳门特别行政区医师在内地短期执业按照《香港、澳门特别行政区医师在内地短期行医管理规定》（中华人民共和国卫生部令第 62 号）有关要求办理。香港、澳门特别行政区药剂师、护士和其他医疗专业技术人员来内地短期执业,按照《香港和澳门特别行政区医疗专业技术人员在内地短期执业管理暂行规定》(卫医政发〔2010〕106号)有关要求办理。

(1)办理部门。港澳医师、药剂师、护士和其他医疗专业技术人员在内地短期执业,由拟聘用医疗机构向该医疗机构所在地设区的市级以上地方人民政府卫生行政部门申请注册。

(2)提交材料。港澳医师申请在内地短期行医执业注册,需提交的材料包括:①短期行医执业注册申请;②港澳永久居民身份证明材料;③近6个月内的2寸免冠正面半身照片2张;④与申请执业范围相适应的医学专业最高学历证明;⑤港澳医师的行医执照或者行医资格证明;⑥近3个月内的体检健康证明;⑦无刑事犯罪记录的证明;⑧内地聘用医疗机构与港澳医师签订的协议书。④⑤⑥⑦项的内容必须经过港澳地区公证机关的公证。

港澳药剂师、护士和其他医疗专业技术人员申请短期执业,需提交的材料包括:①港澳医疗专业技术人员内地短期执业注册申请表;②港澳永久居民身份证明材料;③近6个月内的2寸免冠正面半身照片2张;④专业技术人员的执业执照或者执业资格证明;⑤近6个月内的体检健康证明;⑥无刑事犯罪记录的证明;⑦拟聘用医疗机构与专业技术人员签订的协议书;⑧拟聘用医疗机构的医疗机构执业许可证副本复印件;⑨该类医疗专业技术人员在港澳的执业范围和执业规则说明;⑩拟聘用港澳医疗专业技术人员提交的执业承诺书。④⑤⑥⑨项的内容必须经过港澳地区公证机关的公证。

(3)批准条件。获短期执业批准,需具备以下条件:符合内地有关港澳人员的就业规定,由内地具有医疗机构执业许可证的医疗机构作为聘用单位,并不得同时受聘于 2 家以上医疗机构。

（4）法律效力。港澳医疗专业技术人员经注册后,在执业有效期内,按照相应的执业类别、执业范围在聘用的医疗机构内从事相应的执业活动。港澳医疗技术人员在内地短期执业有效期应与在内地医疗机构应聘的时间相同,最长为 3 年。有效期满后,如拟继续执业的,应当重新办理短期执业注册手续。

（四）台湾地区医师短期行医

台湾地区医师在大陆短期行医按照《台湾地区医师在大陆短期行医管理规定》(中华人民共和国卫生部令第 63 号)有关要求办理。

（1）办理部门。台湾医师在大陆短期行医的执业注册机关为医疗机构所在地设区的市级以上地方人民政府卫生行政部门。

（2）提交材料。申请短期行医,需提交的材料包括:①短期行医执业注册申请;②台湾永久居民身份证明材料;③近 6 个月内的 2 寸免冠正面半身照片 2 张;④与申请执业范围相适应的医学专业最高学历证明;⑤台湾医师的行医执照或者行医资格证明;⑥近 3 个月内的体检健康证明;⑦无刑事犯罪记录的证明;⑧大陆聘用医疗机构与台湾医师签订的协议书。④⑤⑥⑦项的内容必须经过台湾地区公证机关的公证。

（3）批准条件。获短期行医批准,需具备以下条件:符合大陆有关台湾地区人员的就业规定,由大陆具有独立法人资格的医疗机构邀请并作为聘用单位;执业类别可以为临床、中医、口腔三个类别之一;执业范围应当符合《执业医师法》和国家卫生主管部门有关执业范围的规定;具有台湾地区永久居民身份及该地区合法行医权;许可申报材料和程序符合法律法规规定的要求。

（4）法律效力。台湾医师经批准注册后,可以在医疗机构中按照批准的行医权限,从事相应的临床诊断、治疗业务。《台湾医师短期行医执业证书》有效期应与台湾医师在大陆医疗机构应聘的时间相同,最长为 3 年。有效期满后,如拟继续执业的,应当重新办理短期行医执业注册手续。

（五）外国医师短期执业许可

外国医师短期执业按照《外国医师来华短期行医暂行管理办法》(卫生部令第 24 号)办理。

（1）办理部门。外国医师来华短期行医的注册机关为设区的市级以上卫生行政部门。邀请或聘用单位分别在不同地区的,应当分别向当地设区的市级以上卫生行政部门申请注册。

（2）提交材料。申请短期执业需提交的材料包括:经公证的外国医师的学位证书和外国行医执照或行医权证明、外国医师的健康证明、邀请或聘用单位证明,以及协议书或承担有关民事责任的声明书。其中,协议书包含的内容有:目的、具体项目、地点、时间、责任的承担。

（3）批准条件。获短期执业批准,需具备以下条件:①持有外国护照,具有国外医学学位,取得国外行医执照的外国医师;②由具备医疗机构执业许可证的医疗机构同意聘用,签订相关协议书,协议书的内容包含目的、具体项目、地点、时间、责任的承担;③申请者身体健康;④外国医师的申请项目符合安全性、可靠性、先进性、必要性要求。

（4）法律效力。外国医师经批准注册后,可以在医疗机构中按照批准的行医权限,从事相应的临床诊断、治疗业务。外国医师来华短期行医注册的有效期不超过1年,注册期满需要延期的,按规定重新办理注册。

第九章 医疗机构配置大型医用设备的许可准入

　　我国实施医疗器械分类管理制度,第一类风险程度低的医疗器械实行产品备案管理,第二类具有中度风险的医疗器械和第三类具有较高风险的医疗器械实行产品注册管理。食品药品监督管理部门是医疗器械市场准入的管理部门。国务院食品药品监督管理部门负责制定医疗器械的分类规则和分类目录。第二类医疗器械向省级食品药品监督管理部门注册,第三类医疗器械向国家食品药品监督管理部门注册。

　　医疗器械获得市场准入后,其使用者——医疗机构要配置大型医用设备,还需经许可准入,上位法依据是《医疗器械监督管理条例》。《医疗器械监督管理条例》第三十四条规定:"医疗器械使用单位配置大型医用设备,应当符合国务院卫生计生主管部门制定的大型医用设备配置规划,与其功能定位、临床服务需求相适应,具有相应的技术条件、配套设施和具备相应资质、能力的专业技术人员,并经省级以上人民政府卫生计生主管部门批准,取得大型医用设备配置许可证。"

　　大型医用设备是指使用技术复杂、资金投入量大、运行成本高、对医疗费用影响大且纳入目录管理的大型医疗器械。我国对大型医用设备实行分级分类配置规划和配置许可证管理。大型医用设备目录由国家卫生健康委员会商国务院有关部门提出,报国务院批准后公布执行。

一、办理部门

按照《大型医用设备配置与使用管理办法(试行)》(国卫规划发〔2018〕12号),大型医用设备配置管理目录分为甲、乙两类。甲类大型医用设备由国家卫生主管部门负责配置管理并核发配置许可证;乙类大型医用设备由省级卫生行政部门负责配置管理并核发配置许可证。

按照2018年发布的《大型医用设备配置许可管理目录(2018年)》,甲类设备有:重离子放射治疗系统;质子放射治疗系统;正电子发射型磁共振成像系统;高端放射治疗设备,指集合了多模态影像、人工智能、复杂动态调强、高精度、剂量率等精确放疗技术的放射治疗设备,目前包括X线立体定向放射治疗系统、螺旋断层放射治疗系统HD和HDA两个型号、Edge和Versa HD等型号直线加速器;首次配置的单台(套)价格在3 000万元人民币(或400万美元)及以上的大型医疗器械。

乙类设备有:X线正电子发射断层扫描仪;内窥镜手术器械控制系统(手术机器人);64排及以上X线计算机断层扫描仪;1.5T及以上磁共振成像系统;直线加速器(含X刀,不包括列入甲类管理目录的放射治疗设备);伽马射线立体定向放射治疗系统(包括用于头部、体部和全身);首次配置的单台(套)价格为1 000

万～3 000 万元人民币的大型医疗器械。

二、提交材料

申请配置大型医用设备许可,需提交的材料包括:大型医用设备配置申请表;医疗器械使用单位执业许可证复印件(或医疗器械使用单位设置批准书复印件,或符合相关规定要求的从事医疗服务的其他法人资质证明复印件);统一社会信用代码证(或组织机构代码证)复印件;与申请配置大型医用设备相应的技术条件、配套设施和专业技术人员资质、能力证明材料。

三、批准条件

医疗机构获得大型医用设备配置许可,需满足的条件包括:符合大型医用设备配置规划;与其功能定位、临床服务需求相适应;具有相应的技术条件、配套设施和具备相应资质、能力的专业技术人员。

四、法律效力

未经许可擅自配置使用大型医用设备的,由县级以上人民政府卫生行政部门责令停止使用,给予警告,没收违法所得。违法所得不足 1 万元的,并处 1 万元以上 5 万元以下罚款;违法所得 1 万元以上的,并处违法所得 5 倍以上 10 倍以下罚款;情节严重的,5 年内不受理相关责任人及单位提出的大型医用设备配置许可申请。

第十章　医疗技术方面的许可准入

医疗技术准入的基本原则,主要遵循医疗技术临床应用管理的有关规定。近年来,越来越强调医疗机构的管理主体责任,除禁止类技术明确禁用外,限制类技术从须经审批改为备案管理,且越来越强调伦理审查要求,要求医疗机构建立伦理委员会,自行加强审查。除一般要求外,手术分级、母婴保健、放射诊疗、辅助生殖、器官移植等法律规范性文件中,对医疗机构和人员开展专项技术提出了额外的特定资质要求。

一、医疗技术准入管理的一般要求

卫生部 2009 年颁布《医疗技术临床应用管理办法》,建立了医疗技术临床应用准入和管理制度,对医疗技术实施分级分类管理。该办法明确,医疗机构开展医疗技术应当与其功能任务相适应,具有符合资质的专业技术人员、相应的设备、设施和质量控制体系,并遵守技术管理规范。按照该办法,医疗技术分为三类:第一类医疗技术是指安全性、有效性确切,医疗机构通过常规管理在临床应用中能确保其安全性、有效性的技术;第二类医疗技术是指安全性、有效性确切,涉及一定伦理问题或者风险较高,卫生行政部门应当加以控制管理的医疗技术;第三类医疗技术是指具有下列情形之一,需要卫生行政部门加以严格控制管理的医疗技术,情形包括:涉及重大伦理问题、高风险、安全性和有效性尚需经规范的临床试验研究进一步验证、需要使用稀缺资源、卫生部规定的其他需要特殊管理的医疗技术。第三类医疗技术目录由卫生部制定公布,并根据临床应用实际情况,予以调整。省级卫生行政部门负责第二类医疗技术临床应用管理工作。属于第三类的医疗技术首次应用于临床前,必须经过卫生部组织的安全性、有效性临床试验研究、论证及伦理审查。第二类医疗技术和第三类医疗技术临床应用前实行第三方技术审核制度。卫生部指定或者组建的机构、组织(以下简称技术审核机构)负责第三类医疗技术临床应用能力技术审核工作。省级卫生行政部门指定或者组建的技术审核机构负责第二类医疗技术临床应用能力技术审核工作。

2012 年 8 月,卫生部办公厅印发《医疗机构手术分级管理办法(试行)》(卫办医政发〔2012〕94 号),根据风险性和难易程度不同,手术分为四级:一级手术是指风险较低、过程简单、技术难度低的手术;二级手术是指有一定风险、过程复杂程度一般、有一定技术难度的手术;三级手术是指风险较高、过程较复杂、难度较大的手术;四级手术是指风险高、过程复杂、难度大的手术。医疗机构按照《医疗技术临床应用管理办法》规定,获得第二类、第三类医疗技术临床应用资格后,方可开展相应手术。三级医院重点开展三、四级手术。二级医院重点开展二、三级手术。一级医院、乡镇卫生院可以开展一、二级手术,重点开展一级手术。二级医院开展四级手术,应当符合二级甲等医院的标准,有重症医学科和与拟开展四级手术相适应的诊疗科目,具备开展四级手术的人员、设备、设施等必要条件,经省级卫生行政部门批准。一级医院、乡镇卫生院、中心乡镇卫生院开展二级手术,应当符合一级甲等医院的标准,有麻醉科和与拟开展二级手术相适应的诊疗科目,具备开展二级手术的人员、设备、设施等必要条件,经核发其医疗机构执业许可证的卫生行政部门批准并向设区的市级卫生行政部门备案。《医疗机构手术分级管理办法(试行)》规定,手术分级管理目录由国家卫生主管部门另行制定。择期手术患者,需要全身麻醉(含基础麻醉)或者需要输血时,其手术级别相应提升一级。

2015年6月,国家卫生计生委下发《关于取消第三类医疗技术临床应用准入审批有关工作的通知》(国卫医发〔2015〕71号),取消第三类医疗技术临床应用准入审批,由医疗机构对本机构医疗技术临床应用和管理承担主体责任;发布《限制临床应用的医疗技术(2015版)》,要求开展《限制临床应用的医疗技术(2015版)》在列医疗技术的医疗机构,由核发其医疗机构执业许可证的卫生行政部门在该机构医疗机构执业许可证副本备注栏注明,并向省级卫生行政部门备案;同时,要求各省级卫生行政部门研究取消第二类医疗技术非行政许可审批后加强事中事后监管的工作措施。

2018年8月,国家卫生健康委发布1号令——新的《医疗技术临床应用管理办法》,对以下几方面的要求做了重新明确。

(1)国家建立医疗技术临床应用负面清单管理制度,对禁止临床应用的医疗技术实施负面清单管理,对部分需要严格监管的医疗技术进行重点管理。其他临床应用的医疗技术由决定使用该类技术的医疗机构自我管理。医疗机构对本机构医疗技术临床应用和管理承担主体责任。

（2）明确了禁止类技术的界线，这些界线包括：临床应用安全性、有效性不确切的；存在重大伦理问题的；已经被临床淘汰的；未经临床研究论证的新技术。禁止类技术目录由国家卫生健康委制定发布或者委托专业组织制定发布，并根据情况适时予以调整。

（3）明确了限制类技术的范围，包括：①技术难度大、风险高，对医疗机构的服务能力、人员水平有较高专业要求，需要设置限定条件的；②需要消耗稀缺资源的；③涉及重大伦理风险的；④存在不合理临床应用，需要重点管理的。

（4）明确了限制类技术的管理原则和要求。国家限制类技术目录及其临床应用管理规范由国家卫生健康委制定发布或者委托专业组织制定发布，并根据临床应用实际情况予以调整。省级卫生行政部门可以结合本行政区域实际情况，在国家限制类技术目录基础上增补省级限制类技术相关项目，制定发布相关技术临床应用管理规范，并报国家卫生健康委备案。对限制类技术实施备案管理。医疗机构拟开展限制类技术临床应用的，应当按照相关医疗技术临床应用管理规范进行自我评估，符合条件的可以开展临床应用，并于开展首例临床应用之日起15个工作日内，向核发其医疗机构执业许可证的卫生行政部门备案。备案材料应当包括以下内容：①开展临床应用的限制类技术名称和所具备的条件及有关评估材料；②本机构医疗技术临床应用管理专门组织和伦理委员会论证材料；③技术负责人（限于在本机构注册的执业医师）资质证明材料。备案部门应当自收到完整备案材料之日起15个工作日内完成备案,在该医疗机构的医疗机构执业许可证副本备注栏予以注明,并逐级上报至省级卫生行政部门。

综上可知,近十年来,卫生主管部门对医疗技术的管理,不仅在分类方法上发生了变化,从一、二、三类改为一般技术和禁止类、限制类技术,其管理理念也发生了重要转变,明确了医疗机构的管理主体责任,严禁禁止类医疗技术开展,取消限制类医疗技术的准入,改为备案管理,并加强对限制类医疗技术开展的事中事后监管。

二、医疗技术准入的特殊要求

除了对医疗技术的一般管理要求外,对开展一些特定技术的机构和人员,我国的法律规章还规定了专门的准入要求。

(一) 母婴保健技术

医疗、保健机构或者人员从事婚前医学检查、遗传病诊断、产前诊断、终止妊娠手术和医学技术鉴定或者出具有关医学证明,需取得母婴保健技术许可。其上位法依据主要是《中华人民共和国母婴保健法》《中华人民共和国母婴保健法实施办法》(国务院令第308 号)和《产前诊断技术管理办法》(卫生部令第 33 号公布,根据2019 年 2 月 28 日《国家卫生健康委关于修改〈职业健康检查管理办法〉等 4 件部门规章的决定》第一次修订)。

(1)办理部门。从事遗传病诊断、产前诊断的医疗、保健机构和人员,须经省级卫生行政部门许可。从事婚前医学检查的医疗、保健机构和人员,须经设区的市级卫生行政部门许可。从事助产技术服务、结扎手术和终止妊娠手术的医疗、保健机构和人员,须经县级卫生行政部门许可,并取得相应的合格证书。

（2）提交材料。国家层面,只对产前诊断（包括遗传病诊断）制定有专门规章,其他母婴保健技术许可主要依据《母婴保健法》和《母婴保健法实施办法》,但两部法律、法规较原则,较少涉及许可的操作细节,因此对于申请所需提交材料,较多地见于各省市的地方性法规和政府规章中。同时,各省市的具体规定可能存在一定的差别。

申请开展产前诊断技术（包括遗传病诊断）的医疗、保健机构应当向所在地省级卫生行政部门提交的文件包括：医疗机构执业许可证副本；开展产前诊断技术的母婴保健技术服务执业许可申请文件；可行性报告；拟开展产前诊断技术的人员配备、设备和技术条件情况（包括提供相关人员的母婴保健技术考核合格证书、执业证书和专业技术资格证书）；开展产前诊断技术的规章制度；省级以上卫生行政部门规定提交的其他材料。申请开展产前诊断技术的医疗保健机构,必须明确提出拟开展的产前诊断具体技术项目。

（3）批准条件。从事婚前医学检查的医疗、保健机构应符合的条件包括：①已取得医疗机构执业许可证；②分别设置专用的男、女婚前医学检查室,配备常规检查和专科检查设备；③设置婚前生殖健康宣传教育室；④具有符合条件的进行男、女婚前医学检查的执业医师。

从事产前诊断技术的卫生专业技术人员应符合的条件包括：

①从事临床工作的,应取得执业医师资格;②从事医技和辅助工作的,应取得相应卫生专业技术职称,符合《从事产前诊断卫生专业技术人员的基本条件》;③经省级卫生行政部门考核合格,取得从事产前诊断的母婴保健技术考核合格证书或者医师执业证书中加注母婴保健技术(产前诊断类)考核合格。

从事产前诊断技术的医疗、保健机构应符合的条件包括:①设有妇产科诊疗科目;②具有与所开展技术相适应的卫生专业技术人员;③具有与所开展技术相适应的技术条件和设备;④设有医学伦理委员会;⑤符合国家卫生主管部门组织编制的《开展产前诊断技术医疗保健机构的基本条件》及相关技术规范。

其他母婴保健技术批准条件详见各省市具体规定。

(4)法律效力。取得母婴保健技术服务执业许可证的医疗、保健机构,可以在登记注册地从事母婴保健专项技术服务。母婴保健技术服务人员经许可后,可以在医疗机构中按照批准的母婴保健技术服务项目开展母婴保健技术服务。

(二)放射诊疗

放射诊疗许可开展的主要法律规范依据包括:《放射性同位素与射线装置安全和防护条例》(国务院令第449号),其第八条第二款规定,使用放射性同位素和射线装置进行放射诊疗的医疗卫生机构,还应当获得放射源诊疗技术和医用辐射机构许可;《放射诊疗管理规定》(卫生部令第46号、国家卫生和计划生育委员会令第8号),其第四条第二款规定,医疗机构开展放射诊疗工作,应当具备与其开展的放射诊疗工作相适应的条件,经所在地县级以上地方卫生行政部门的放射诊疗技术和医用辐射机构许可;《放射工作人员职业健康管理办法》(中华人民共和国卫生部令第55号),其第六条规定,放射工作人员上岗前,放射工作单位负责向所在地县级以上地方人民政府卫生行政部门为其申请办理放射工作人员证。

(1)办理部门。医疗机构设置放射诊疗项目,应当按照其开展的放射诊疗工作的类别,分别向相应的卫生行政部门提出建设项目卫生审查、竣工验收和设置放射诊疗项目申请。其中:开展放射治疗、核医学工作的,向省级卫生行政部门申请办理;开展介入放射学工作的,向设区的市级卫生行政部门申请办理;开展X射线影像诊断工作的,向县级卫生行政部门申请办理;同时开展不同类别放射诊疗工作的,向具有高类别审批权的卫生行政部门申请办理。

(2)提交材料。申请放射诊疗许可,需提交的材料包括:放射防护与质量控制设备清单;放射诊疗人员一览表及其健康检查结果;放射防护专业知识和相关法律、法规知识培训合格证明材料;医疗机构执业许可证或设置医疗机构批准书(复印件);放射诊疗专业技术人员相关资格证书(复印件);放射诊疗建设项目竣工验收合格证明文件;放射诊疗设备列入大型医用设备管理目录的,应提供大型医用设备配置许可证或大型医用设备配置批准通知书(复印件);由经卫生行政部门资质认证的技术服务机构出具的放射诊疗设备检测报告;放射防护管理机构或组织、放射防护管理人员名单;放射防护管理制度;放射诊疗设备清单。

(3)机构条件。获得放射诊疗许可批准,机构所需具备的基本条件包括：具有医疗机构执业许可证或设置医疗机构批准书的医疗机构，并具有经核准登记的医学影像科诊疗科目；具有符合国家相关标准和规定的放射诊疗场所和配套设施；具有质量控制与安全防护专(兼)职管理人员和管理制度，并配备必要的防护用品和监测仪器；产生放射性废气、废液、固体废物的，具有确保放射性废气、废液、固体废物达标排放的处理能力或者可行的处理方案；具有放射事件应急处理预案。

（4）人员要求。获得放射诊疗许可批准，医疗机构所需配备的人员要求如下：①开展放射治疗工作的为：中级以上专业技术职务任职资格的放射肿瘤医师；病理学、医学影像学专业技术人员；大学本科以上学历或中级以上专业技术职务任职资格的医学物理人员；放射治疗技师和维修人员。②开展核医学工作的为：中级以上专业技术职务任职资格的核医学医师；病理学、医学影像学专业技术人员；大学本科以上学历或中级以上专业技术职务任职资格的技术人员或核医学技师。③开展介入放射学工作的为：大学本科以上学历或中级以上专业技术职务任职资格的放射影像医师；放射影像技师；相关内、外科的专业技术人员。④开展X射线影像诊断工作的，应当是专业的放射影像医师。

（5）仪器设备要求。获得放射诊疗许可批准，医疗机构所需配备的设备要求如下：①开展放射治疗工作的，至少有一台远距离放射治疗装置，并具有模拟定位设备和相应的治疗计划系统等设备。放射治疗场所应当按照相应标准设置多重安全联锁系统、剂量监测系统、影像监控系统、对讲装置和固定式剂量监测报警装置，配备放疗剂量仪、剂量扫描装置和个人剂量报警仪。②开展核医学工作的,应具有核医学设备及其他相关设备;设有专门的放射性同位素分装、注射、储存场所,放射性废物屏蔽设备和存放场所;配备活度计、放射性表面污染监测仪。③开展介入放射学工作的,应具有带影像增强器的医用诊断 X 射线机、数字减影装置等设备。介入放射学工作场所应当配备工作人员防护用品和受检者个人防护用品。④开展 X 射线影像诊断工作的,应有医用诊断 X 射线机或 CT 机等设备。X 射线影像诊断工作场所应当配备工作人员防护用品和受检者个人防护用品。

(6)其他要求。除了满足机构基本资质、场所、人员、设备要求外,开展放射诊疗工作,还需符合以下要求：①装有放射性同位素和放射性废物的设备、容器,设有电离辐射标志;②放射性同位素和放射性废物储存场所,设有电离辐射警告标志及必要的文字说明;③放射诊疗工作场所的入口处,设有电离辐射警告标志;④放射诊疗工作场所应当按照有关标准的要求分为控制区、监督区,在控制区进出口及其他适当位置,设有电离辐射警告标志和工作指示灯。

(7)法律效力。取得放射诊疗许可证,方可按照许可证规定的项目,从事放射诊疗工作。

(三) 人类辅助生殖技术

人类辅助生殖技术许可开展的主要上位法依据是《人类辅助生殖技术管理办法》(卫生部令第 14 号,自 2001 年 8 月 1 日起施行)。2007 年国务院发布《国务院关于第四批取消和调整行政审批项目的决定》(国发〔2007〕33 号),其中附件 2《国务院决定调整的行政审批项目目录》(58 项)的第 18 项明确,医疗机构开展人类辅助生殖技术许可下放至省、自治区、直辖市卫生行政主管部门管理实施。

(1)办理部门。省级卫生行政部门负责对医疗机构申请在行政区域内开展人类辅助生殖技术的审批。

(2)提交材料。申请开展辅助生殖技术,需提交的材料包括:可行性报告;医疗机构基本情况(包括床位数、科室设置情况、人员情况、设备和技术条件情况等);拟开展的人类辅助生殖技术的业务项目和技术条件、设备条件、技术人员配备情况;开展人类辅助生殖技术的规章制度;省级以上卫生行政部门规定提交的其他材料。

(3)批准条件。具有与开展技术相适应的卫生专业技术人员和其他专业技术人员;具有与开展技术相适应的技术和设备;设有生殖医学伦理委员会;符合国家卫生主管部门制定的《人类辅助生殖技术规范》的要求;符合人类辅助生殖技术应用规划。

(4)法律效力。医疗机构在取得人类辅助生殖技术批准证书后,可以开展人类辅助生殖技术。

(四)人体器官移植技术

医疗机构和医师开展人体器官移植,均需经行政许可获得资质,主要的法规、规章和文件依据是:《人体器官移植条例》《人体器官移植技术临床应用管理暂行规定》《卫生部办公厅关于对人体器官移植技术临床应用规划及拟批准开展人体器官移植医疗机构和医师开展审定工作的通知》(卫办医发〔2007〕38 号)、《国家卫生计生委关于印发人体器官移植医师培训与认定管理办法等有关文件的通知》(国卫医发〔2016〕49 号)。

(1)办理部门。医师从事人体器官移植的资质,由省级卫生行政部门认定。

医疗机构从事人体器官移植的资质认定,由省级卫生行政部门初审,国家卫生主管部门终审。办理的具体流程:医疗机构向所在地省级卫生行政部门申请办理人体器官移植诊疗科目登记→省级卫生行政部门组织专家对申请单位进行初审→省级卫生行政部门向国家卫生主管部门提交医疗机构人体器官移植执业资格认定申请及初审报告(初审合格前提下)→国家卫生主管部门根据需要组织专家对审核结论进行抽检,审核合格报中国人体器官捐献与移植委员会审定→通过审定的,由国家卫生健康委批准其资质→各省级卫生行政部门对准予人体器官移植资格认定的医疗机构进行相关诊疗科目登记。

(2)提交材料。医疗机构申请获得人体器官移植资质,需提交的材料包括:器官移植相关专业诊疗科目登记申请书;医疗机构执业许可证;医院评审证书;有合法器官来源的证明材料(连续 2 年公民逝世后器官捐献成功案例每年不少于 5 例);拟开展人体器官移植的执业医师和拟开展人体器官移植相适应的其他专业技术人员名单及其专业履历;与拟开展的人体器官移植相适应的设备目录、性能、工作状况说明和相应辅助设施情况说明;人体器官移植技术与临床应用伦理委员会组成及人员名单;与拟开展人体器官移植相关的技术管理规范和管理制度;省级以上卫生行政部门规定的其他材料;符合国家及省级卫生行政部门规划、省级卫生行政部门的审核意见。

医师申请获得人体器官移植资质,需提交的材料包括:人体器官移植医师执业资格认定申请表;无主要责任医疗事故的材料;无违规行为的材料;专业技术职务任职资格;手术合规证明(用于2016年9月30日前已经从事人体器官移植工作的执业医师申请资格认定,由审批机关通过查询内部数据系统获得)、相关工作经验证明(用于2016年9月30日前已经从事人体器官移植工作的执业医师申请资格认定,由符合其医师执业证书执业地点记录的医疗机构出具)、培训基地培训并考核合格证明。

《国家卫生计生委关于印发人体器官移植医师培训与认定管理办法等有关文件的通知》具体印发时间为2016年9月25日,因而针对发文之前已经从事器官移植的医师,按照"老人老办法",无论是提交材料,还是批准条件,都有若干例外的规定。

(3)批准条件。医疗机构申请人体器官移植资质获批,需符合的条件包括:符合《肝脏、肾脏、心脏、肺脏移植技术管理规范》(卫医发〔2006〕243号)相关要求;有与从事人体器官移植相适应的执业医师和其他医务人员;有满足人体器官移植所需要的设备、设施;有由医学、法学、伦理学等方面专家组成的人体器官移植技术临床应用与伦理委员会,该委员会中从事人体器官移植的医学专家不超过委员会人数的1/4;有完善的人体器官移植质量监控等管理制度;有合法的器官来源(连续2年公民逝世后器官捐献成功案例每年不少于5例);符合国家及省级卫生行政部门人体器官移植规划。

医疗机构获得人体器官移植资质批准,有两项禁止性规定:

①违反人体器官捐献、获取、分配、移植以及数据报送有关规定的人体器官移植资质医院,暂停直至撤销该医疗机构相应专业诊疗科目登记,该医疗机构 3 年内不得再申请人体器官移植执业资格认定;②医疗机构在人体器官移植执业资格认定申请过程中弄虚作假的,取消其申请资格,该医疗机构 3 年内不得再申请人体器官移植执业资格认定。

医师申请人体器官移植资质获批,需符合的条件包括:经省级卫生计生行政部门指定的人体器官移植医师培训基地培训 1 年以上并考核合格的;持有医师执业证书,执业类别为临床,执业范围为外科或儿科(小儿外科方向),执业地点为三级医院;近 3 年未发生二级以上负完全责任或主要责任的医疗事故,无违反医疗卫生相关法律、法规、规章、伦理原则和人体器官移植技术管理规范的行为;取得主治医师专业技术职务任职资格,有 5 年以上人体器官移植临床工作经验或 8 年以上相关外科或小儿外科临床工作经验。

对于 2016 年 9 月 30 日前已经从事人体器官移植工作的执业医师,如果符合以下条件,也可直接获得资质批准,具体包括:持有医师执业证书,执业类别为临床,执业范围为外科或儿科(小儿外科方向),执业地点为具有相应人体器官移植诊疗科目的医院,具有副主任医师及以上专业技术职务任职资格;近 3 年未发生二级以上负完全责任或主要责任的医疗事故,无违反医疗卫生相关法律、法规、规章、伦理原则和人体器官移植技术管理规范的行为;近 8 年连续从事人体器官移植相关专业临床工作;近 5 年累计以手术医师实施移植手术达到规定数量且移植器官生存率符合国家有关技术管理规范（申请肝脏移植医师执业资格认定的，近5年累计以手术医师实施肝脏移植手术应当不少于30例；申请肾脏移植医师执业资格认定的，近5年累计以手术医师实施肾脏移植手术应当不少于50例；申请心脏、肺脏移植医师执业资格认定的，近5年累计以手术医师实施心脏、肺脏移植手术应当各不少于5例；申请小肠、胰腺移植医师执业资格认定的，近5年累计以手术医师实施小肠、胰腺移植手术应当各不少于2例）。

（4）法律效力。医疗机构获得人体器官移植执业资格认定的，由所在地省级卫生行政部门办理人体器官移植诊疗科目登记，可开展相应专业的人体器官移植。

医师经认定取得相关专业人体器官移植医师执业资格的，由省级卫生行政部门在医师执业证书中注明，能够独立在有资质的医疗机构开展相应人体器官移植手术。

第十一章 我国部分地区关于医疗资源测算的实践

第六章介绍了医疗资源测算的一些方法,这些方法已经为我国部分省份在研究或制定规划的实践中所运用,方法的运用无疑提升了规划的科学性。本章将列举两个实践运用的具体案例。

一、A市关于各市辖区床位资源配置的测算

(一) 背景情况

A市是我国经济发展水平相对较高的城市,下辖 10 多个市辖区。A市新一轮区域卫生规划出台于 2013 年初,提出全市床位2020 年达到千人口 5.5 张,其中治疗床位千人口 4.15 张、康复床位千人口 0.25 张、护理床位千人口 1.1 张的指导性意见。然而,全市层面提出指导意见后,这一床位规划目标并不能自然落地,还需在区级层面进行分解。

2015 年出台的《全国医疗卫生服务体系规划纲要(2015—2020 年)》(国办发〔2015〕14 号),明确了分级规划的要求,由此也带来了不同级别规划间的衔接问题,医疗机构床位资源是需要衔

接的重要方面。

A市各区床位配置数量和床位配置结构的起点不同,需求也有一定差异,因此在设定区级床位配置的目标上不能"一刀切",要根据实际情况予以调整。按照分级规划原则,区级规划的编制主体在各区政府,然而,区级规划编制后,是否符合A市区域卫生规划的统一要求,需要进行评价。

当前区域卫生规划床位资源配置的模式主要有"上级规划→下级规划"和"下级规划→上级规划"。两种床位配置模式在实际操作中各有利弊(见表11.1,本章节以市和区级为例),但无论哪种模式,建立上级对下级区域卫生规划床位配置的评价和审核制度,是打通不同层级间区域卫生规划资源配置标准的关键环节,而评价又是审核的前提。科学合理设定评价流程和技术方法,是保障评价结果全面客观的关键。为此,A市组织力量开展了评价方法和基于全市床位指导标准的区级床位测算方法的研究,以指导评价具体工作。

表 11.1 区域卫生规划床位资源配置模式比较

模式	优 点	不 足
市级→区级	符合区域卫生发展的长远目标,富有全局与战略眼光,整体性规划符合城市的综合发展定位	对各区的个性化需求考虑相对不足,无法充分体现每个区以及区与区之间的床位需求结构与变化
区级→市级	能够较为充分地体现各区的个性化床位配置需求,较为合理地反映每个区以及区与区之间的床位需求结构	易对市级床位配置标准的制定形成一种限制,造成一种局限,无法充分体现城市卫生发展的长远目标与整体定位

（二）床位资源配置评价方法

对各市辖区设定的床位资源配置标准是否合理开展评价,有三个方面需要把握好:一是要建立评价的工作机制,即工作方法;二是要明确评价的原则,即评价所遵循的理念和指导原则;三是具体评价的内容,即评价的技术路径。

1. 评价机制

依托有效的评价机制,区级与市级区域卫生规划的编制主体(主要是卫生行政部门)之间可以建立良好的沟通渠道,推动区级床位资源需求与市级床位配置标准的双向互动。区级区域卫生规划中设定床位配置的具体方案后,应上报市级规划的编制部门,以确保区级规划的床位设置与市级规划的要求一致。由于医疗机构床位设置涉及医疗、康复、护理、妇幼以及人力资源匹配等各专业条线,因此,市级规划编制部门收到区级规划上报后,还需听取各专业条线的意见。基本的评价流程如图11.1所示。

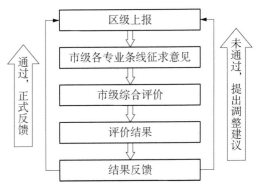

图 11.1 区级区域卫生规划床位配置评价流程

2. 评价原则

在对区级床位资源配置的评价中需要注意以下原则。

（1）供需平衡原则。根据各区人口规模、布局、结构和卫生服务需求及发展趋势，保障床位资源的需求和供给相对平衡。针对A市情况，国家卫生健康委所属三级医院、市属三级医院的定位主要是服务全市乃至全国，其规划设置权不在各区，其床位不计入所在区规划床位中，因此，区级规划重点对各区所属医疗机构和社会办医机构的床位开展配置引导。

（2）促进均衡原则。增加对新城、新市镇、大型居住区等人口导入区与郊区农村等资源短缺地区的床位资源配置，向康复、护理等短缺领域的床位资源进行适当倾斜，提高床位资源配置的均衡性和可及性。

（3）多元发展原则。鼓励和引导社会办医的发展，积极发挥社会办医在区级医疗卫生服务体系中的作用，提供社会办医发展所需的空间，对能够弥补短缺地区和短缺领域需求的社会办医项目的床位资源需求予以优先支持。

（4）切实可行原则。对规划增加床位资源较多的区，要充分考虑规划期内该区医保总额增长幅度、财力支持、卫生人力和土地资源等因素的匹配性，合理论证约束条件，协调区域卫生规划与区域社会经济的发展，为床位配置标准转化为实际有效供给提供保障。

3. 评价内容

满足卫生服务需求，保障卫生服务供给，推动卫生事业发展是区域卫生规划的基本出发点。基于此，对各市辖区的床位资源配置评价应集中于对床位资源需求和床位资源供需差距的评价(见图 11.2)。

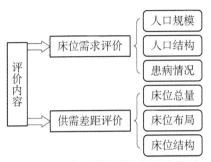

图 11.2　区级床位资源配置评价模型

(1) 床位资源需求评价。评价考虑的因素包括：①人口规模变化。根据人口规模变化趋势,评估规划期内各区卫生资源需求,确定规划期末床位配置的目标值。②人口结构变化。根据人口年龄结构(现阶段重点是老龄人口)变化趋势,预判卫生资源需求结构变化,特别是老年护理资源需求的变化。③特殊人群需求。主要针对儿科、产科、精神科的专科床位,测算其需求。

(2) 床位资源供给差距评价。评价考虑的因素包括：①资源总量。重点评价区级规划床位需求与市级床位规划目标值的吻合程度等。②资源布局。重点评价各区床位配置分布与规划期内人口分布的匹配程度(一般需运用地理信息系统分析)。③资源结构。重点评价各区规划的老年护理与专科床位是否符合市级规划要求,社会办医床位是否符合政策导向。

(3) 约束因素评价。开展床位资源需求和供给差距评价的基础上,还需进一步进行约束因素评价。这主要是针对制约各区床位设置及运行效率的限制性因素进行预测,约束因素可能包括以下几方面(见图 11.3)。

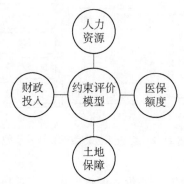

图 11.3　区级床位资源配置约束评价模型

① 人力资源。重点评估各卫生人力的匹配是否能承受新增床位配置的需求。对卫生人力配备指标(如床医比、床护比)低于市级平均水平的区,其增加床位资源应慎重,否则可能无法保证住院服务质量。

② 医保额度。我国实施社会医疗保险制度,社会医疗保险按职工工资的固定比例筹资,每年增长有一定限度。因此,对规划增加床位配置的区,还需考虑床位增长与医保增量的匹配性。

③ 财政投入。对规划新建、迁建、改扩建机构和新增床位配置的区,要综合考虑区财政对卫生投入增量的预期承受能力。

④ 土地保障。分析区医疗服务用地资源现况,合理考量规划项目是否拥有预留用地。

(三) 各区床位资源需求量的核定

预测床位需求量,是判断各区区域卫生规划床位设置合理性的最基础的工作。世界卫生组织推荐的包括床位资源在内的卫生资源预测方法主要有四种:卫生服务需求量法、卫生服务需要量法、人口比值法、服务目标法,这四种方法其实都是从居住人口的需求出发来配置卫生资源。其他较常用的预测方法还有多元线性回归、时间序列分析、灰色模型法等统计学方法。不同预测方法各有利弊,如服务需求法,没有考虑需要指标;服务需要法,没有考虑需求指标;人口比值法,简便易行,但较粗糙;服务目标法避免不了主观倾向干扰;多元线性回归、时间序列计算、灰色模型法等,其预测结果将继续保留历史和当前所存在的资源配置弊端。本案例以服务需求法为基础,同时考虑通过努力可将居民需要转化为实际需求的部分,再排除已有床位利用中不合理的因素,对床位需求予以预测。A市对治疗、康复和护理床位实施分类规划,以治疗和康复床位为例,各区治疗康复床位需求测算的基本公式是

$$区治疗康复床位需求数 = 〔区常住居民预测数 \times 卫生服务调查获得的区治疗康复床位年住院率$$
$$\times (1 - 在市级医院住院患者比例预测数)〕/$$
$$预期治疗康复床位年周转次数$$
$$\times \left(\frac{1}{预期床位使用率} \right)$$

结合全国第五次卫生服务调查,考虑应住院而未住院人群中通过努力可转化为实际需求的因素。第五次卫生服务调查中,居

民应住院而未住院原因包括"自认没有必要""无有效措施""经济困难""医院服务差""无时间""无床位""其他",这 7 种因素中"经济困难"和"无床位"应当通过健全医疗保障和救济制度、完善资源配置等手段,使其转化为实际需求。因此,区治疗康复床位需求公式中,还需增加"应住院未住院人数占总人口的比例×应住院而未住院中可转化为实际需求的比例"这一变量。

对现有床位利用不合理因素的排除,则需重点考虑重复入院的情况,即医院为优化平均住院天数和住院均次费用等指标,将患者一次住院分解为两次以上的情况。排除方法主要是对各级各类医疗机构一定时间内同一身份证重复登记住院的情况进行了"身份证去重",体现在公式中,是将"治疗康复床位周转次数"变量改为"身份证去重后的治疗康复床位周转次数"变量。

分析外来患者(指非 A 市常住人口的患者)住院分布结构后,发现不仅市级医院,区医院也有一定比例的外来住院患者,因此公式中还需增加"外来住院患者比例"这一变量。

经上述调整后,修正完善后的区治疗康复床位需求公式为

$$
\begin{aligned}
区治疗康复床位需求数 = [&区常住居民预测数 \times (第五次卫生服务调查\\
&获得的区治疗康复床位年住院率\\
&+ 应住院而未住院人数占总人口的比例\\
&\times 应住院而未住院中可转化为实际需求的比例)\\
&\times (1 - 在市级医院住院患者比例预测数)/\\
&(1 - 外来住院患者比例预测数)]/ 身份\\
&证去重后的治疗康复床位年周转次数
\end{aligned}
$$

$$\times \left(\dfrac{1}{\text{预期床位使用率}} \right)$$

按照修正完善后的公式,各变量取值方法如下:①"区常住居民预测数"取权威政府部门对各区人口的预测数;②"第五次卫生服务调查获得的区治疗康复床位年住院率"取各区的全国第五次卫生服务调查年住院率的值;③"应住院而未住院人数占总人口的比例"取第五次卫生服务调查得到的各区应住院未住院人数占区调查样本人数的比值;④"应住院而未住院中可转化为实际需求的比例"取调查得到的"经济困难"和"无床位"两类情况的占比加总;⑤各区常住人口"在市级医院住院患者比例预测数"通过焦点组访谈,中心城区取 40%,郊区取 20%,远郊区取 10%;⑥"外来住院患者比例预测数"取上一年度各区治疗康复床位外来住院占比的统计值;⑦预期床位使用率取 85%;⑧"身份证去重后的治疗康复床位年周转次数"取权威信息统计部门的各区上一年度的全样本统计值。通过上述渠道获得数据后代入修正完善后的公式,获得部分区床位需求值如表 11.2 所示。

表 11.2　部分区县治疗和康复床位需求值

区的名称	各区治疗康复床位需求数(张)	2014 年各区治疗康复床位数(张)	治疗康复床位缺口(张)
Hp	1 995	3 395	−1 400
Cn	1 767	3 713	−1 946
Ja	1 116	1 955	−839
Pt	3 191	3 777	−586
Hk	3 654	4 377	−723

（续表）

区的名称	各区治疗康复床位需求数（张）	2014年各区治疗康复床位数（张）	治疗康复床位缺口（张）
Yp	3 651	3 790	−139
Mh	8 677	4 117	4 560
Bs	8 038	4 364	3 674
Jd	6 503	2 617	3 886
Pd	19 642	11 780	7 862
Cm	2 888	2 051	837

通过这个案例可知，现实情况千变万化，在对医疗资源测算方法的运用中，碰到的实际情况往往比较复杂，需要考虑多种因素，必要时要对经典公式（模型）进行变形，增加变量。健全统计制度，是开展测算的基础，A市各区的床位年住院率等数据的获得得益于卫生服务调查统计制度，外来患者住院比例和重复办理入院情况的获得是基于A市主管部门已经建立了所有医疗机构相关信息的定期统计制度。此外，依托地理信息系统，代入有关模型，不仅能计算出各区的床位需求总量，还可以获得这些床位在每个区的具体分布需求。

二、B市关于医护人员配置需求的测算

（一）背景情况

B市是副省级城市，下辖8个区和4个县级市。2014年末，B市常住人口904.62万人，拥有各类卫生技术人员63 546人。其

中,执业(助理)医师 25 651 人,注册护士 27 228 人,医护比为
1:1.06。根据常住人口计算的卫生人力资源总量为:每千人口
卫生技术人员 7.02 人,每千人口执业(助理)医师 2.84 人,每千人
口注册护士 3.01 人。

2010—2014 年,B 市卫生技术人员、执业(助理)医师和注册护
士数上升趋势明显,年均增长率分别为 15.56%、15.05% 和
14.93%,显著高于常住人口的增长速度 0.94%。以上指标的变
化趋势,可以直观地从表 11.3 看出。

表 11.3　2010—2014 年 B 市千人口卫生人员变动情况

年份	千人口卫技人员(人)	千人口执业(助理)医师(人)	千人口注册护士(人)
2010	4.09	1.68	1.79
2011	5.38	2.08	2.23
2012	6.22	2.50	2.48
2013	6.78	2.77	2.87
2014	7.02	2.84	3.01

然而,与其他副省级城市相比,2014 年,B 市每千人口执业(助
理)医师数、每千人口注册护士数均较落后,位列第 10 名,且低于
15 个副省级城市的平均水平 3.02 人和 3.23 人。

B 市卫生人力分布欠均衡,中心城区由于集聚了较多的二、三
级医院,集中了大量的卫生人力资源,而农村地区则人员短缺。

2010—2014 年,B 市主要卫生人力多流向区级及以下医疗机
构,特别是基层医疗卫生机构,流向市级及以上医疗机构的卫生人
力相对较少。与 2010 年相比,2014 年 B 市执业(助理)医师共增

加 11 010 人。其中，区级及以下医疗机构(含社会办医，不包括基层医疗卫生机构)增加 1 747 人，占增量的 15.87%;基层医疗卫生机构增加 1 534 人，占增量的 70.2%;市级及以上医疗机构增加 1 534 人，占增量的 13.93%。注册护士 2014 年比 2010 年增加 11 623 人。其中，区级及以下医疗机构(含社会办医)增加 8 611 人，占增量的 74.09%;市级及以上医疗机构增加 3 012 人，占增量的 25.91%。

(二) 医护人员需求量的测算

本案例在充分考虑数据可得性的前提下，分别采用人力/人口比值法、时间序列法、比较分析法、比值推算法四种方法进行医护人员需求量的测算，将四个结果比较后得出一个相对合理的区间。

测算所需要的数据主要来源于 2006—2015 年的 B 市统计年鉴以及 B 市国民经济和社会发展统计公报。部分数据来源于 B 市卫生行政部门的统计汇编。采用 Excel、SPSS 录入数据、绘制图表，并完成相关预测。

1. 人力/人口比值法

人力/人口比值法是世界卫生组织推荐的人力预测方法，目标年份卫生人力需要量=目标年份人力/人口比×目标年份人口数。根据 B 市权威部门提供的数据，2020 年 B 市常住人口预计达到 1 100 万人，采用《全国医疗卫生服务体系规划纲要(2015—2020 年)》中设定的 2020 年每千人口(执业)助理医师数 2.5 人、每千人口注册护士 3.14 人，计算得到 2020 年 B 市执业(助理)医师数为 27 500 人，注册护士数为 34 540 人。

2. 时间序列法

该方法采用 ARIMA 模型与多元线性回归模型。确定 ARIMA$(0,2,1)$较适合用来对执业(助理)医师数进行首轮预测,结果见表 11.4 第(3)栏。由于首轮预测值与实际值有一定差异,因此,构建首轮预测的残差值与 B 市常住人口(X_1)、人均生产总值(X_2)、医疗床位数(X_3)等可能变量的多元线性回归方程。经比较,所得结果如下:

$$\text{Resid} = -5.8978X_1 + 0.1407X_3$$

$$(0.0644) \quad (0.0508)$$

$$R^2 = 0.501396 \quad DW = 2.138447 \quad SE = 905.7726$$

其中,方程式下括号内数字代表对应自变量的 P 值。进一步得到的残差预测值见表 11.4 第(5)栏。首轮预测值与多元线性回归方程得到的残差预测值之和为 B 市执业(助理)医师数的最终预测值,结果见表 11.4 第(6)栏。B 市 2020 年执业(助理)医师数预计为 31 634~33 809 人,每千人口执业(助理)医师数为 2.88~3.07 人。

表 11.4　B 市执业(助理)医师数时间序列预测

年份 (1)	实际值 (2)	首轮预测值 (3)	首轮预测相对误差(4)	残差预测值 (5)	最终预测值 (6)	最终预测相对误差(7)
2007	15 018	16 322.86	−0.086 9	−716.58	15 606.28	0.039 2
2008	16 260	15 852.43	0.025 1	−435.59	15 416.84	−0.051 9
2009	16 734	17 106.12	−0.022 2	−397.92	16 708.20	−0.001 5
2010	17 696	17 569.45	0.007 2	−65.51	17 503.94	−0.010 9
2011	18 310	18 535.08	−0.012 3	438.01	18 973.09	0.036 2

（续表）

年份 (1)	实际值 (2)	首轮预测值 (3)	首轮预测相对误差 (4)	残差预测值 (5)	最终预测值 (6)	最终预测相对误差 (7)
2012	21 593	19 142.62	0.113 5	1 418.17	20 560.79	−0.047 8
2013	24 113	22 495.9	0.067 1	1 027.21	23 523.11	−0.024 5
2014	24 946	25 062.28	−0.004 7	1 289.03	26 351.31	0.056 3
2020	—	29 944.24		1 689.76/ 3 864.70	31 634/ 33 809	

同理,选定 ARIMA(0,2,3)对注册护士数进行首轮预测,结果见表 11.5 第(3)栏。随后,构建首轮预测的残差值与 B 市常住人口(X_1)、人均生产总值(X_2)、医疗床位数(X_3)等可能变量的多元线性回归方程。经检验,回归方程中任何变量的系数均未通过显著性检验,因此,B 市 2020 年注册护士数的预测值约为 46 553人,千人口注册护士为 4.23 人。

表 11.5　B 市注册护士数时间序列预测

年份(1)	实际值(2)	首轮预测值(3)	首轮预测残差值(4)	首轮预测相对误差(5)
2007	10 851	11 375.12	−290.88	−0.024 9
2008	10 714	13 408.74	45.74	0.003 4
2009	11 666	15 462.78	397.78	0.026 4
2010	13 363	17 365.01	−343.99	−0.019 4
2011	15 065	20 353.58	779.58	0.039 8
2012	17 709	21 463.6	−459.40	−0.021 0
2013	19 574	24 774.78	−872.22	−0.034 0
2014	21 923	27 797.48	672.48	0.024 8
2020	—	46 552.97		

　　3. 比较分析法

　　目前,B市千人口医师数指标已达到《全国医疗卫生服务体系规划纲要(2015—2020 年)》目标,千人口护士数仍有 0.13 人的差距。考虑到未来 B市千人口床位数的预期是增加的,且医师数量的增加涉及医师培养和 B市医疗服务环境及人才政策对医师的吸引力等多方面因素。因此,结合 2020 年 B市常住人口预测值 1 100 万人,建议将 2020 年 B市千人口医师数目标值设为 2.8～3.0 人,即 30 800～33 000 名执业(助理)医师。按照《全国医疗卫生服务体系规划纲要(2015—2020 年)》中 1：1.25 的医护比测算,2020 年注册护士数为 38 500～41 250 名,千人口护士数为 3.5～3.75 人。

　　4. 比值推算法

　　床位主要分为治疗床位、康复床位和护理床位。比值推算法是根据三类床位的需求数,以国家出台的相关标准为依据,分别测算各类床位需匹配的卫生人员数。根据已测得 2020 年 B市康复床位 2 750 张的配置目标和国家卫生主管部门印发的《康复医院基本标准(2012 年版)》中康复医院配备护士 0.3 名/床的标准,可知 2020 年 B市康复医院护士需求为 825 人。根据 2020 年 B市护理床位 12 708 张的目标以及《护理院基本标准(2011 版)》中护理院每床配备 0.8 名护理人员,其中护士与护理员之比 1：(2～2.5)的要求,推算出 2020 年 B市护理院需配备护士 2 904～3 388 名。参照《全国医疗卫生服务体系规划纲要(2015—2020 年)》中市办及以上医院床护比 1：0.6 的配置标准,根据已测得 B市 2020 年治疗床位 58 119 张,计算得 2020 年 B市治疗床位需配置护士 34 871 名。汇总三类床位对应的护士数量可得 2020 年 B 市护士配置总量为 38 600～39 084 名,每千人口注册护士数为 3.51～3.55 人。在此基础上,根据《全国医疗卫生服务体系规划纲要(2015—2020 年)》中医护比 1∶1.25 的标准,测得 2020 年 B 市需配置的医师数为 30 880～31 267 名,每千人口执业(助理)医师数为 2.81～2.84 人。

(三) 讨论和思考

1. 对四种方法的分析

人力/人口比值法采用的是全国规划已确定的千人口医师数和千人口护士数,其采用有一个前提,即认为全国规划所确定的指标是科学合理的。

时间序列法根据已有变量数据推算趋势,本案例中分别选取了人口、床位和经济发展数据。

比较分析法是对人力/人口比值法的进一步改进,该方法考虑到了全国规划设定的指标是全国平均水平,B 市作为区域的经济中心,指标值应高于全国平均水平这一重要问题。

比值推算法则是通过床位配置目标推算人力配备目标,床位资源代表了区域医疗资源的硬件配置,医生护士则是代表软件配置,后者是关键,只有人力资源配置跟上硬件资源的扩张水平,才能使医疗服务质量得到保证。

通过后三种方法测算的路径和角度没有重复,通过多角度分析,得到的 2020 年 B 市医师数目标水平差异不大,比一种方法得到的结果更具说服力。

2. 测算的结果是为了指导政策的制定

B市承担着打造国家东部沿海重要的创新中心、国内重要的区域性服务中心的任务,经济社会的持续发展和宜居城市的建设,会吸引一定外来人口进入和高端人才的聚集。随着人口老龄化和全面二孩政策的实施,B市人口结构将进一步调整。生活节奏的加快和生活方式的改变,使得慢性非传染性疾病发病率大幅提高,加之B市是重要的国际性港口城市,突发的新传染病和输入性传染病风险也较大。以上这些都对B市的医疗卫生工作提出了要求,而作为医疗卫生服务提供的核心,卫生人力的需求将被进一步放大。

测算结果显示B市的卫生人力资源数量需要补充,建议加大对卫生人才的培养力度,创造良好的政策环境和工作氛围,吸引短缺或特需的卫生人才,提高人才待遇,建立良好的人才竞争机制和正向激励机制。一方面,建议增加的卫生人力优先布局到人均水平低于全市水平的区(市),特别是远郊地区,提高卫生资源布局的均衡性和公平性。另一方面,继续下沉优质医疗资源,鼓励医务人员流动到基层医疗卫生机构,提高基层卫生人员的服务能力,稳定职业队伍。

参考文献

［1］曹书平.农村医疗资源的空间可达性分析——以漯河市源汇区为例［D］.重庆：西南大学,2009.

［2］陈建平.对实施区域卫生规划的探讨［J］.中华医院管理杂志,2005,21(1)：1-4.

［3］陈天歌,等.卫生资源规划技术与方法研究述评.中国卫生经济［J］.2014(3)：60-63.

［4］程岩,刘敏,等.基于2步移动搜索法的城市郊区公园绿地空间可达性分析［J］.中南林业调查规划,2011,30(8)：31-35.

［5］杜乐勋.我国卫生总费用流向的概略分析和政策建议［J］.中国卫生经济,2008,27(1)：19-20.

［6］方鹏骞,姚瑶,周尚成.新医改形势下的区域卫生规划政策解读和展望［J］.医学与社会,2010,23(1)：4-6.

［7］郭全.基于GIS的城市基础教育资源布局均衡性研究——以兰州市城关区中小学为例［D］.兰州：兰州大学,2010.

［8］国务院办公厅关于印发全国医疗卫生服务体系规划纲要(2015—2020年)的通知［EB/OL］.(2015-03-03)［2016-2-12］.http://www.gov.cn/zhengce/content/2015-03/30/content_9560.htm.

［9］ 侯岩. 我国区域卫生规划的沿革与创新[J]. 中国卫生政策研究,2011,4
　　 (9)：1-4.

［10］ 侯月洁,乔丽花,余中光,等. 国内卫生人力需求预测研究现状分析
　　 [J]. 中国医院,2015(4)：74-76.

［11］ 胡瑞山,董锁成,胡浩. 就医空间可达性分析的两步移动搜索法——以江
　　 西省东海县为例[J]. 地理科学进展,2012,12(31)：1600-1607.

［12］ 金泽良雄. 经济法(新版)[M]. 东京：有斐阁书店,1980.

［13］ 李玲,江宇,陈秋霖. 改革开放背景下的我国医改30年[J]. 中国卫生经
　　 济,2008,27(2)：5-9.

［14］ 李猛. 交互式Huff模型的实现——以诚实公共绿地设施分析为例
　　 [D]. 开封：河南大学,2006.

［15］ 李卫平. 公立医院的体制改革与治理[J]. 江苏社会科学,2006,17(5)：
　　 72-77.

［16］ 刘安生,赵文华. 基于可达性分析的常州市乡村地区基本公共卫生服务
　　 设施布局均等化研究[J]. 规划研究,2010(6)：6-9.

［17］ 刘贤腾,顾朝林. 南京城市交通方式可达性空间分布及差异分析[J]. 城
　　 市规划学刊,2010(2)：49-56.

［18］ 刘嫣,等. 我国社会资本办医的历史和相关政策的发展[J]. 中国医院管
　　 理,2014,34(5)：15-16.

［19］ 刘钊,郭苏强,等. 基于GIS的两步移动搜索法在北京市就医空间可达
　　 性评价中的应用[J]. 测绘科学,2007,32(1)：61-64.

［20］ 沈建华,刘云兴,梁宇恒. 从西方发达国家区域卫生规划论影响中国区域
　　 卫生规划实施的因素及对策[J]. 中国妇幼保健,2002,17(6)：332-
　　 334.

［21］ 施迅,王法辉. 地理信息技术在公共卫生与健康领域的应用[M]. 北京：
　　 高等教育出版社,2016：186-188.

[22] 宋正娜,陈雯.基于潜能模型的医疗设施空间可达性评价方法[J].地理科学进展,2009,28(6):848-854.

[23] 陶海燕,陈晓翔,黎夏.公共医疗卫生服务的空间可达性研究——以广州市海珠区为例[J].测绘与空间地理信息,2007(1):7-11.

[24] 万崇华,姜润生,等.卫生资源配置与区域卫生规划的理论与实践[M].北京:科学出版社,2013.

[25] 王丙毅.政府医疗管制模式重构研究[M].北京:人民出版社,2008.

[26] 王法辉.基于GIS的数量方法与应用[M].北京:商务印书馆,2009.

[27] 王胜男,李猛.基于Huff模型的洛阳市绿地系统优化设计[J].城市规划,2010,34(4):49-54.

[28] 王远飞,张超.GIS和引力多边形方法在公共设施服务域研究中的应用——以上海浦东新区综合医院为例[J].经济地理,2005,11(6):800-804.

[29] 吴建军.基于GIS的农村医疗设施空间可达性分析——以河南兰考县为例[D].开封:河南大学,2008.

[30] 吴凌放.当前改革背景下区域卫生规划工作的意义和重点探析[J].中国卫生经济,2016,35(11):42-45.

[31] 吴凌放.互联网+医疗服务业——发展、挑战与展望[M].上海:上海交通大学出版社,2018.

[32] 吴凌放,房良,徐崇勇,等.上海市区(县)区域卫生规划床位资源配置评价流程与方法学研究[J].中国卫生资源,2017,20(06):516-519+530.

[33] 吴凌放,曹晓红,张启新.上海社会办医发展现状及策略探讨[J].中华医院管理杂志,2015,31(8):637-640.

[34] 吴凌放.上海民办医疗机构发展与政府管制创新[D].上海:上海交通大学,2007:39.

［35］吴筱. 我国医疗卫生领域中的政府职能演变：回顾与展望［J］. 中国卫生政策研究，2008，1(3)：27－31.

［36］谢斌. 法国区域卫生规划模式［J］. 中国医院院长，2011(6)：53.

［37］余晖. 政府与企业：宏观管理与微观管制［M］. 福州：福建人民出版社，1997.

［38］张亮，胡志. 卫生事业管理学［M］. 北京：人民卫生出版社，2013.

［39］张维迎. 信息、信任与法律［M］. 北京：生活·读书·新知三联书店，2003.

［40］张义，张鹭鹭，扈长茂，等. 区域卫生资源分布优化建模［J］. 第二军医大学学报，2005，26(11)：1224－1225.

［41］张治国，冯占春，张亮. 政府再造与我国卫生行政部门的职能定位［J］. 医学与社会，2004，17(5)：51，58.

［42］赵慧中. 农村公共服务设施布局优化研究——以邯郸县教育资源为例［D］. 焦作：河南理工大学，2011.

［43］CHU S C K, CHU L. A modeling framework for hospital location and service allocation ［J］. International Transactions in Operational Research，2000，7(6)：539－568.

［44］FERRI F, POURABBAS E, RAFANELLI M, et al. A system to define and allocate health care resources on a territory to improve the life quality of the populations in developing countries ［J］. Computers and Biomedical Research，1997，30(5)：379－402.

［45］GILES-CORTI B, DONOVAN R J. The relative influence of individual，social andphysical environment determinants of physical activity ［J］. Social Science & Medicine，2002，54(12)：1793－1812.

［46］GUAGLIARDO M F. Spatial accessibility of primary care：concepts，methods and challenges ［J］. International Journal of Health

Geographic, 2004,3(3): 1 – 13.

[47] HILLIER S, SHEN J. Health care systems in transition: People's Republic of China Part I: an overview of china's health care system [J]. Journal of Public Health Medicine, 1996(18): 258 – 265.

[48] KACZYNSKI A T, POTWARKA L R, SAELENS B E. Association of park size, distance, and features with physical activity in neighborhood parks [J]. American Journal of Public Health 2008, 98 (8): 1451 – 1456.

[49] KAHN A E. The Economics of regulation: principles and institutions [M]. New York: Wiley, 1970.

[50] PEETERS D, THOMAS I. Distance predicting functions and appliedlocation-allocation models [J]. Geographical Systems, 2000(2): 167 – 184.

[51] ROBERT A C, STEVEN D H, JOHN E K. Competition, professional synergism, and the geographic distribution of rural physicians [J]. Medical Care, 1995,33(11): 1067 – 1078.

[52] WANG F. Quantitative methods and sicio-economic applications in GIS (2nd ed.) [M]. Boca Raton: CRC Press, 2015.

[53] WANG F, LUO W. Assessing spatial and nonspatial factors for health access: toward an integrated approach to defining health professional shortage areas [J]. Halth & Palce, 2005(11): 131 – 146.

[54] ZHANG X, LU H, JAMES B H. Modeling spatial accessibility to parks: a national study [J]. International Journal of Health Geograpgics, 2011(10): 31.

索　引